息が切れる

息もつかせず

息が掛かる

消息を絶つ

息を詰める

息を潜める

息が合う

息を殺す

息を抜く

息《いき》精《せい》張る

呼吸を合わす

タメ息をつく

息が続く

息を凝らす

呼吸を計る

息を呑む

こんなにも息にまつわる言葉があるほど、
私たちは知らないうちに
「呼吸」に左右されて生きています。
1日3万回、無意識にくりかえしている呼吸。
もし、その呼吸が浅呼吸で、つねに体が
「酸欠状態」だとしたら……。
本書は、そんな「無意識の呼吸」を
読むだけでラクに吸える体に整え、
自然治癒力を高めていく本です。

はじめに

この本は、時間も労力も使いません。必要なのは、たった1つの〝気づき〟だけ

冷え症、肌荒れ、イライラ、倦怠感《けんたい》といった誰もが抱えるプチ不調。肩こり、腰痛などのツラい体の痛み、子宮筋腫《しきゅうきんしゅ》やPMSに代表される婦人病、さまざまな治療を受けても改善しなかった症状……。

私は「呼吸整体」というアプローチから、こういった多種多様な不調や病気を抱える患者さんたちの根本的な「体質改善」をサポートしてきました。

トラブルの種類、レベルは違えども、彼女たちに共通して

INTRODUCTION

見られるのは、つねに浅く止まりやすい呼吸をくりかえしていること。

その結果、彼女たちの体の中はいつも息苦しさでいっぱいの「酸欠状態」になっているのです。

じつは、かつての私は「病が服を着て歩いている！」と言ってもいいくらいの〝スーパー不調人間〟でした。

重度の肩こり、腰痛、ヘルニア、腱鞘炎《けんしょうえん》、偏頭痛、生理痛、生理不順、蕁麻疹《じんましん》、アトピー性皮膚炎……ここでは書ききれないくらいの不調に、10代のときから20年近く苦められてきたのです。

そんな不調の数々を、医者、薬、健康食品、マッサージなどに頼ることなく、たった1年足らずでピタッと消し去った、

はじめに

私が取り組んだたった1つのこと……。
それは、毎日あたりまえのように行っている「いつもの呼吸」を整えることでした。

息を吸う、息を吐く。

呼吸は、このリズムに合わせて24時間・365日休むことなく体を巡りながら、さまざまな不調、病気から体を守ってくれる〝自然治癒力〟を働かせています。
呼吸は、まさに私たちの生命力そのものなのです。

健康な体、痛みのない体を手に入れるために――医者やマッサージに通う時間や、ストレッチなどの日々の努力、治療

INTRODUCTION

に専念する覚悟よりも根本的に大事なことがあります。

それは、今、無意識にしている「浅呼吸」に気づくこと。

その〝気づき〟さえ持てるようになれば、今日、朝起きてから夜寝るまでの呼吸すべてが〝治療〟に変わるのです。

「いつもの呼吸」に目を向けて、今抱えているあらゆる不調をスッキリ流していく〝息抜きの一歩〟を、ぜひ踏み出していただけると幸いです。

呼吸整体師　森田愛子

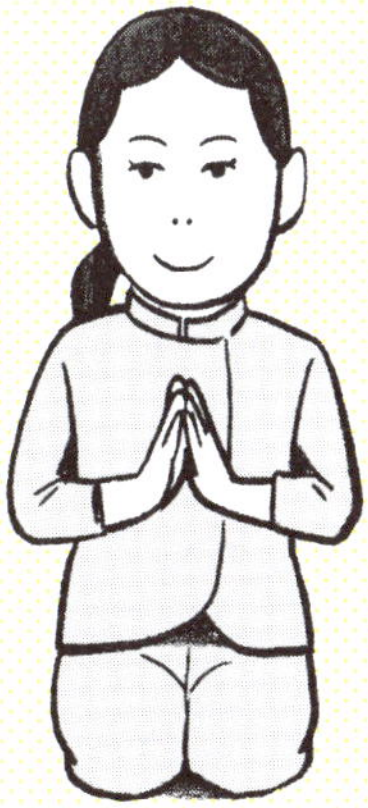

いつもの呼吸で病気を流す

はじめに 4
あなたは、どのタイプの酸欠さん？ 12
POINT 01 呼吸と動きはつねにセット
「手先・足先優位」が息を止める！ 19
POINT 02 たくさん吸えればいいってもんじゃない！
大切なのは「呼吸の通り道」の確保 23
POINT 03 呼吸は「酸素を吸うため」だけじゃない！
血液・リンパ液・体液を〝循環〟させている 28

第1章
酸欠さんの息止めモードな生活24時

〝朝のドタバタ〟は、呼吸にとっては命取り 32
毎日の〝家事〟で、無意識に息がストップ！ 48
移動タイムは、最悪の息切れタイム 60

CONTENTS

第2章

酸欠から今すぐ抜け出す「習慣」「所作」「気づき」

無意識で行う〝所作〟は、呼吸状態をあらわす 72
〝一点集中〟。そのがんばりが致命傷 84
〝おやすみ前後〟も、酸欠モードは止まらない 92

呼吸を整えるためのプチ習慣 104
01／朝の1分待ち起床 106
02／箸置きを使う 108
03／脱いだ靴を揃える 110
04／1日の終わりの5分間整頓 112
05／布団に入る前のシーツ開き 114
06／入眠前に行う内観の儀式 116

呼吸を守るための所作 118

いつもの呼吸で病気を流す

01／起き上がりの所作 布団の場合 120
番外編 ベッドの場合 122
02／力まずモノを取る「人差し指はずし」 モノの取り方 125
03／呼吸に干渉しない歩き方&カバンの持ち方 126
歩き方、カバンの持ち方 128
04／呼吸を守る座り方「お尻スライド」 130
椅子の座り方 132
床への座り方 134

不調思考にハマらないための気づき

01／「私はプリンセス」というセルフイメージを持つ 140
02／時短思考をやめる 142
03／頭で考えることをやめる 144

CONTENTS

第3章

読むだけで浅呼吸が治る深呼吸マインド

COLUMN イライラ・ざわざわがおさまる 1秒UP▽30秒DOWN 148

呼吸と所作は、あなた自身をあらわす鏡 152
“不調の土壌”をまるごと入れ替えて体質改善 156
体に変化を起こすための認識力 160
「ラク」を積み重ねてみよう 164
健康への近道は、足し算ではなく引き算 168
体の都合に耳をかたむけていますか？ 172
自然治癒力がつねに働く体にスタンバイしておく 176
人生八分目ルール 180
いつもの呼吸で超健康体を手に入れた人たち 184

おわりに 188

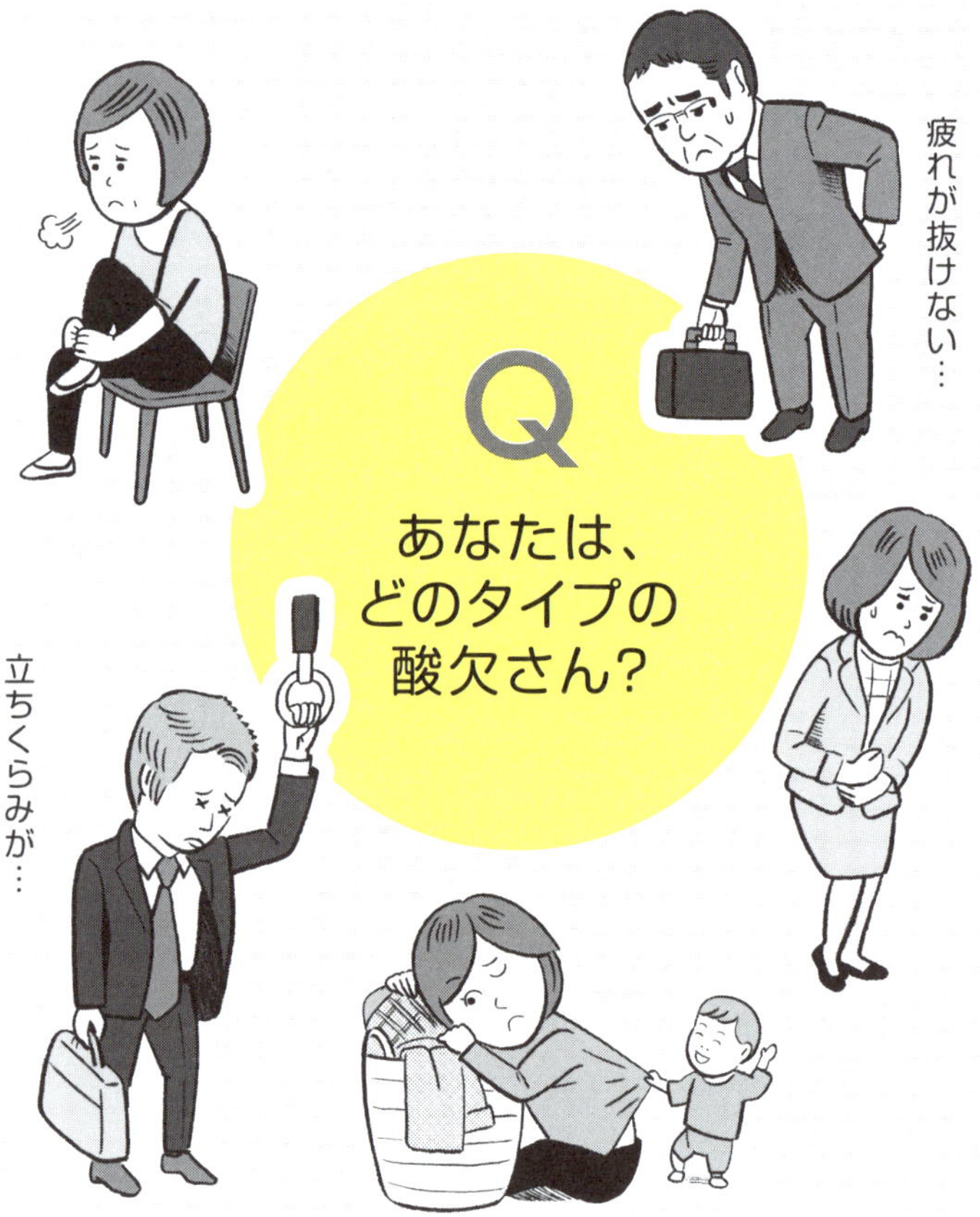
Q
あなたは、
どのタイプの
酸欠さん?
疲れが抜けない…
立ちくらみが…

まず、自分の酸欠パターンをチェックしよう!

浅く止まりやすい呼吸によって、酸欠さんの体は慢性的な酸素欠乏状態に陥っています。抱える不調の種類や重さは違えども、すべての原因は「いつもの呼吸」にあり!

CASE 01

毎日タメ息がもれまくり

冷え性、肌荒れ、むくみ

万年プチ不調持ちの酸欠さん

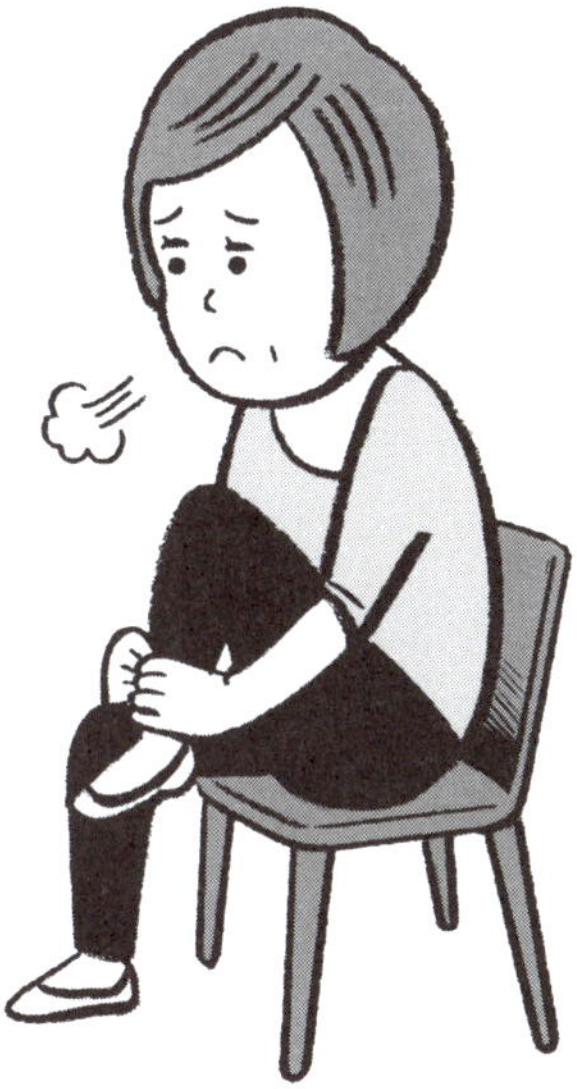

とくにコレといった病名は見当らないものの、呼吸・血液・リンパの流れが悪く、女性によくある健康&美容トラブルをいくつも抱え込んでいる酸欠さん。代謝の滞りから来るむくみ体質で、夜になると足がパンパンに。

CASE 02

息を押し殺し、痛みをしのぐ

肩こり、腰痛、関節痛

体が痛い！があたりまえの

酸欠さん

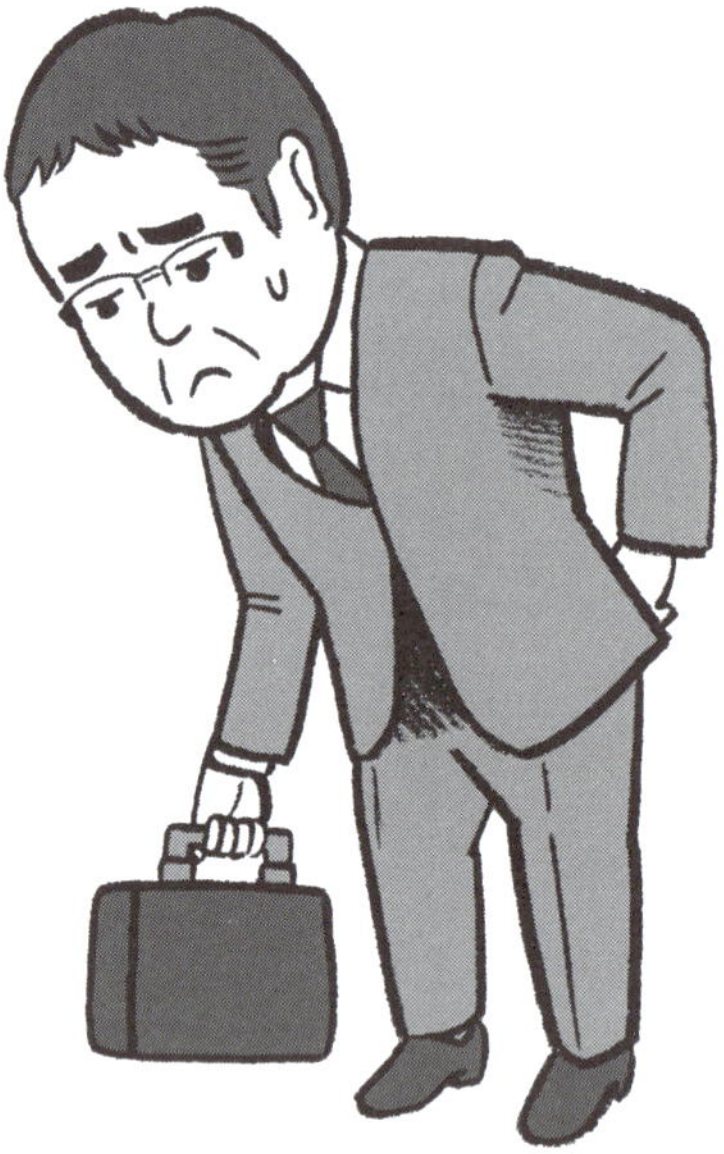

小さな無理を積み重ねてきた結果、体はつねに岩をしょいこんだようなダル重状態に……。もみほぐしや投薬などの対症療法で一時的な〝痛み逃がし〟をくりかえしているものの、根本的な問題解決にはならず。

CASE 03

日々の緊張が子宮トラブルに

ハードな生理痛、婦人病

子宮系トラブル持ちの酸欠さん

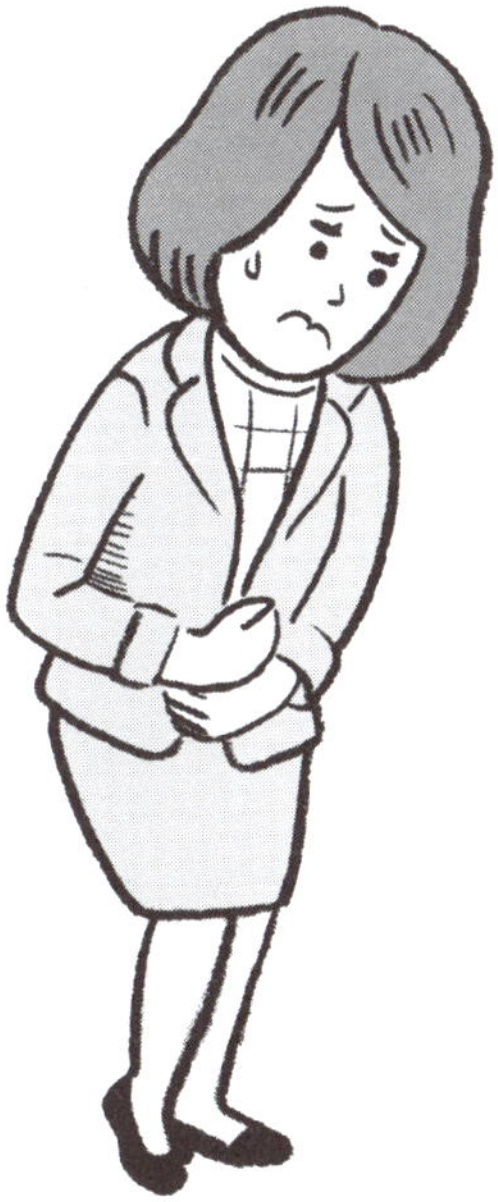

緊張しやすい体質で、骨盤がガチガチに硬直&骨盤内にある子宮も循環STOP状態。生理不順、筋腫など女性特有のトラブルに苦しめられています。疲れからついつい乱暴になる所作が、酸欠をますます加速させています。

CASE 04

朝からダルくて、立ちくらみが……

休んでも疲れが抜けない

自律神経系がボロボロの

酸欠さん

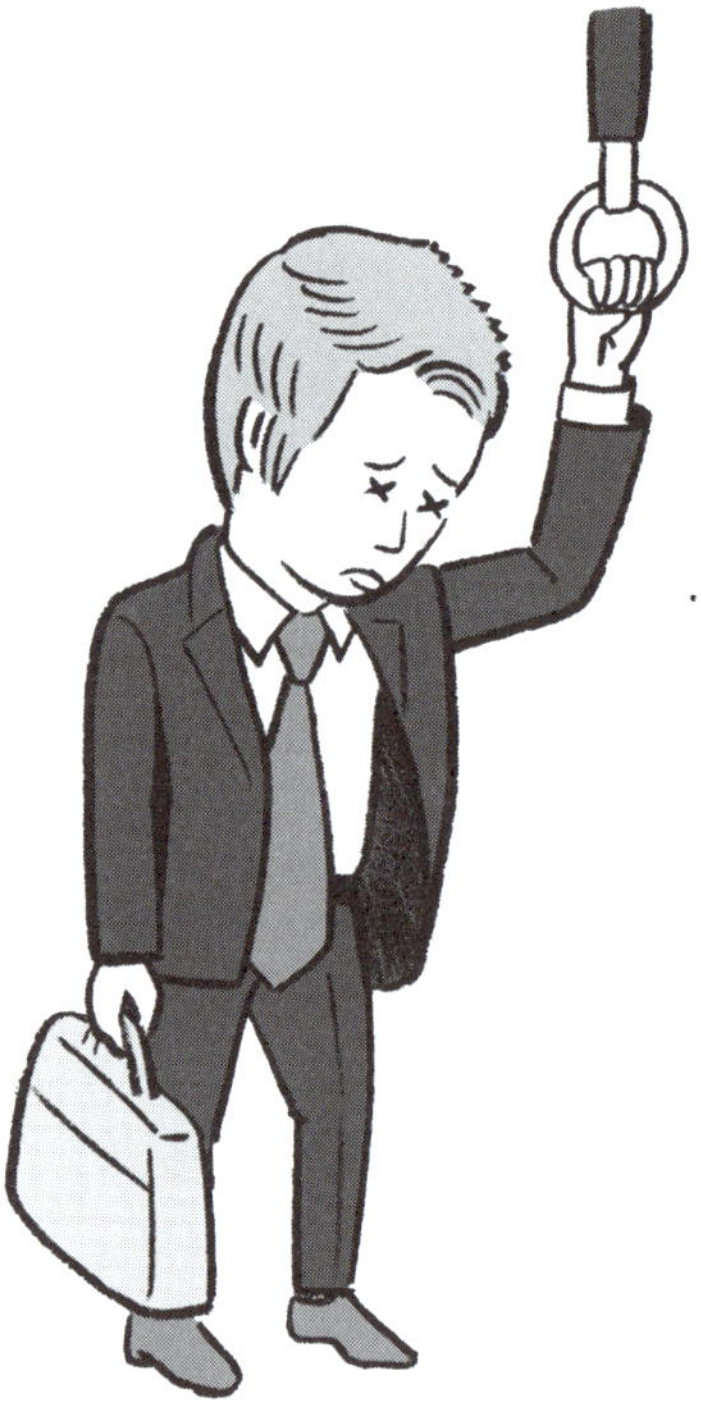

頭ばかりを働かせ、神経がつねにいきり立っている酸欠さん。呼吸は浅く、体は24時間過剰緊張のスイッチが入りっぱなしの状態です。疲れが抜けないせいか、毎日生きているだけでグッタリ……。ログセは「ああ、疲れた」。

CASE 05

息抜きが下手ながんばりやさん

仕事、家事、育児に全力投球！

心も体もすり減らして生きる

酸欠さん

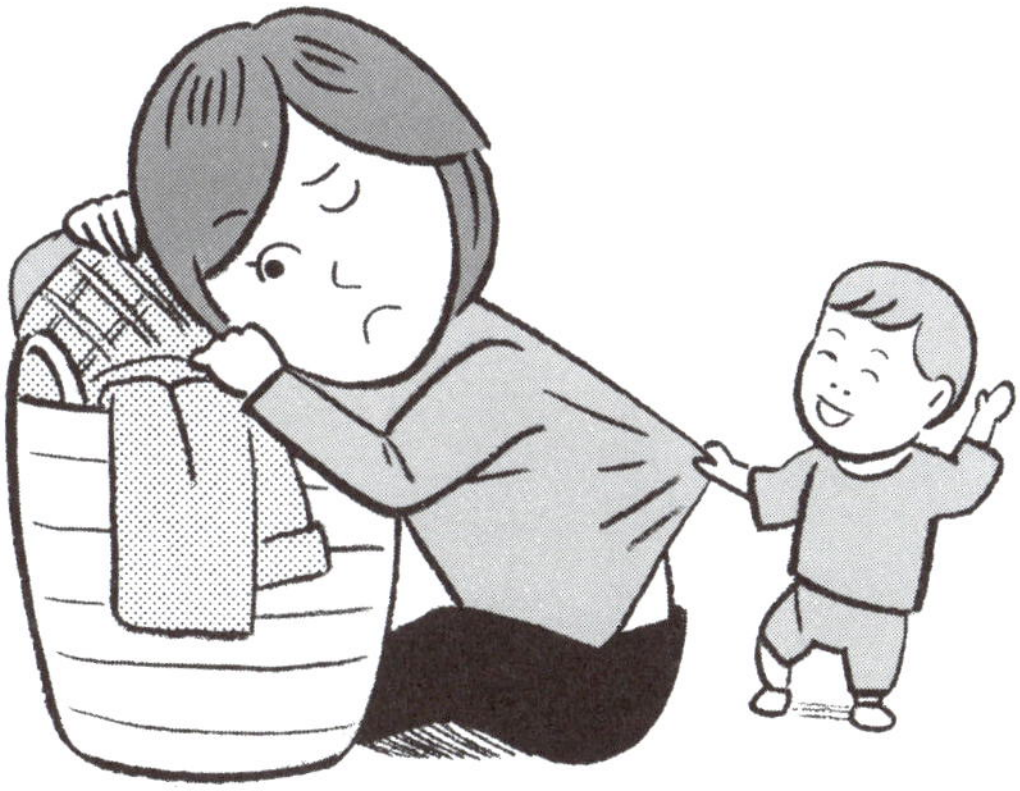

息を吸うのを忘れるほどフルパワーで活動している酸欠さん。いつも何かに追われるように生きているため、うっかりミスが頻発！　その焦りが焦りを生むという悪循環の日々。今目立った不調はなくても、〝病気の芽〟は確実に成長中。

Q1

そもそも、ふだん
〝無意識〟にしている呼吸なんて、
コントロールできるものなの？

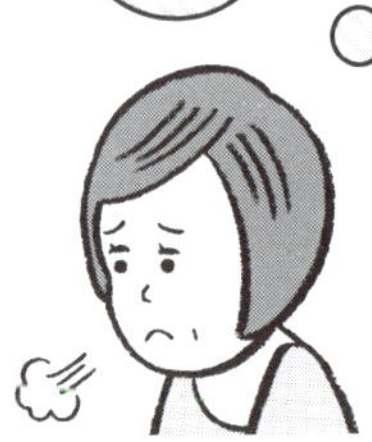

A1

呼吸が浅くなる原因は、
体の緊張。意識と動きが整えば、
呼吸も変わります。

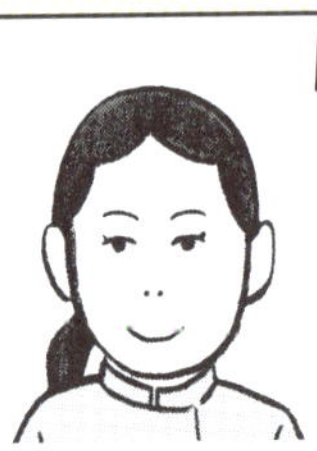

呼吸整体師
森田愛子先生

POINT
01

呼吸と動きはつねにセット「手先・足先優位」が息を止める！

いつも体に不調をしょいこんでいる酸欠さんと、元気ハツラツな人たちとの決定的な違い。

それは、浅く止まりやすい呼吸が「いつもの習慣」として酸欠さんの体にインプットされてしまっていることです。

なぜ、酸欠さんは浅呼吸をくりかえしてしまうのか。

その原因の1つは、**何気ない日常動作の最中に生じてしまう、無意識レベルの力みと緊張にあります。**

P21のイラストを見てください。

あなたはデスクの端にあるスマートフォンを見つけます。

「よし、取れる！」と手先をスマートフォンに届かせようとした瞬間、体勢がよじれ「うっ！」と息が止まりました。

「手」からはじまったほんの些細《ささい》な力み。これが、腕、ひじ、肩関節、そして「呼吸の通り道」にあたる胴体を一瞬のうちに固め、呼吸をストップさせてしまったのです。

頭で考え、手先だけを動かす。呼吸の中枢である体幹を一切無視した動き、「呼吸の通り道」を封じる動きは、いとも簡単に〝息の根〟を止めます。

力みの発信源は、手先だけではありません。足先からはじまった緊張が、ひざ、股関節、骨盤、胴体へと連鎖的に伝わり、呼吸を止めることもあります。

呼吸と動作は切っても切れない、背中合わせの関係。

「いつもの呼吸」を整えるということは、イコール「いつもの動き」を改革することでもあるのです。

浅呼吸は、手先・足先から忍び寄る！

呼吸を止める「緊張の連鎖」

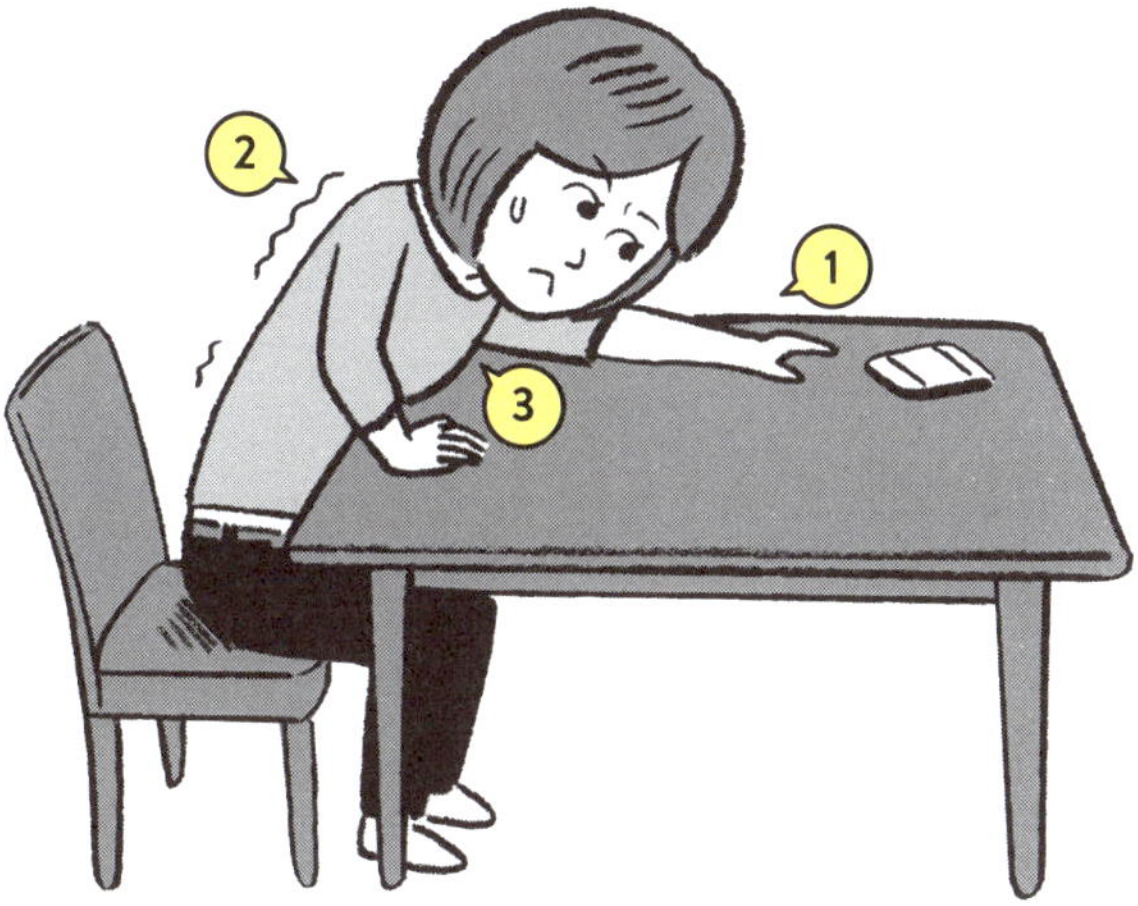

1 手先・足先だけで行動しようとする。

2 その小さな無理強いが、
肩関節、首をロックする。

3 四肢がロックされた状態では、
「呼吸の通り道」が封じられ、浅呼吸になる。

**ちょっとの無理が、
浅呼吸の原因に！**

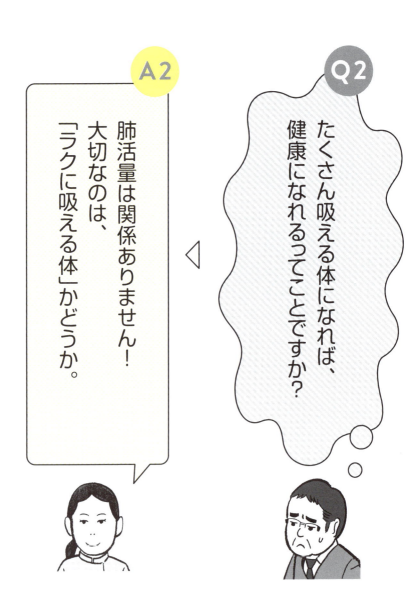

Q2

たくさん吸える体になれば、
健康になれるってことですか？

A2

肺活量は関係ありません！
大切なのは、
「ラクに吸える体」かどうか。

POINT 02

たくさん吸えればいいってもんじゃない！ 大切なのは「呼吸の通り道」の確保

不調を寄せつけない体とは、強靭《きょうじん》な肺を備えた〝たくさん吸える体〟ではありません。「深くラクに吸える自然呼吸」がいつでもできる体のことを言います。

まず、「深くラクに息が吸えている体」と「吸えていない体」の違いを体感してみましょう。少しだけお付き合いください。

本を置いて立ち、両腕を胸の前でクロスします。そのまま肩に手を置いて、自分をやさしく抱きしめるようなポーズを取ってください。そして全身の余計な力を抜いて、腕をストンと下ろします。

このように、普段よりやや背中を丸めた〝うちまきの姿勢〟になった状態で、「鼻から息を吸い、口から吐く」を3回くりかえしてみてください。

鼻から吸った息が、「呼吸の通り道」(体の中心部)をまっすぐに通過し、お腹の奥底に深く落ちていく感覚がわかるでしょうか。

また、その力強い呼吸の勢いに合わせて、胴体全体がまるで風船のように内側からプクーッと大きく膨らんだり、しぼんだりといった動きをくりかえしているのがわかりますか?

続いて、一般に〝美姿勢〟と言われる、胸をピーンと張り、肩を引き、肩甲骨をキュッと寄せた反り返り姿勢を取ります。そして、3回鼻から息を吸って、口から吐いてみてください。

あれ、さっきと同じように吸ったはずなのに……!

息は体の中心部をかけ抜けることもなく、胴体が風船のように「膨らむ⇕しぼむ」といった動きも表面的なものになります。
というのも、**人間の体は「硬い部分」と「柔らかい部分」があり、呼吸はどうしても「柔らかい部分」に逃げがちだからです。**

「ラクに吸えない体勢」でいることによって勢いを失った呼吸は、深く腹落ちすることもなく、体の柔らかい部分にあたる胸や胃など前方へ逃げてしまいました。

違いを体験するとわかるように、後者の〝胸張りピーン〟のような「呼吸の通り道」を遮断するような緊張姿勢は、すぐさまあなたの体を〝息止め&酸欠モード〟へと導きます。

同様に「呼吸の通り道」である胴体を無理にねじれさせたり、ひねったりというようなバランスを欠いた体勢も、呼吸を浅く止めやすくします。

大切なのは、いつでも「呼吸の通り道」を確保できる体でいること。そして、〝呼吸の逃げ〟を作らせないことです。

POINT

呼吸は風船をイメージ!

深く落ちる呼吸は、
風船がしっかり膨らみ⇔しぼむ

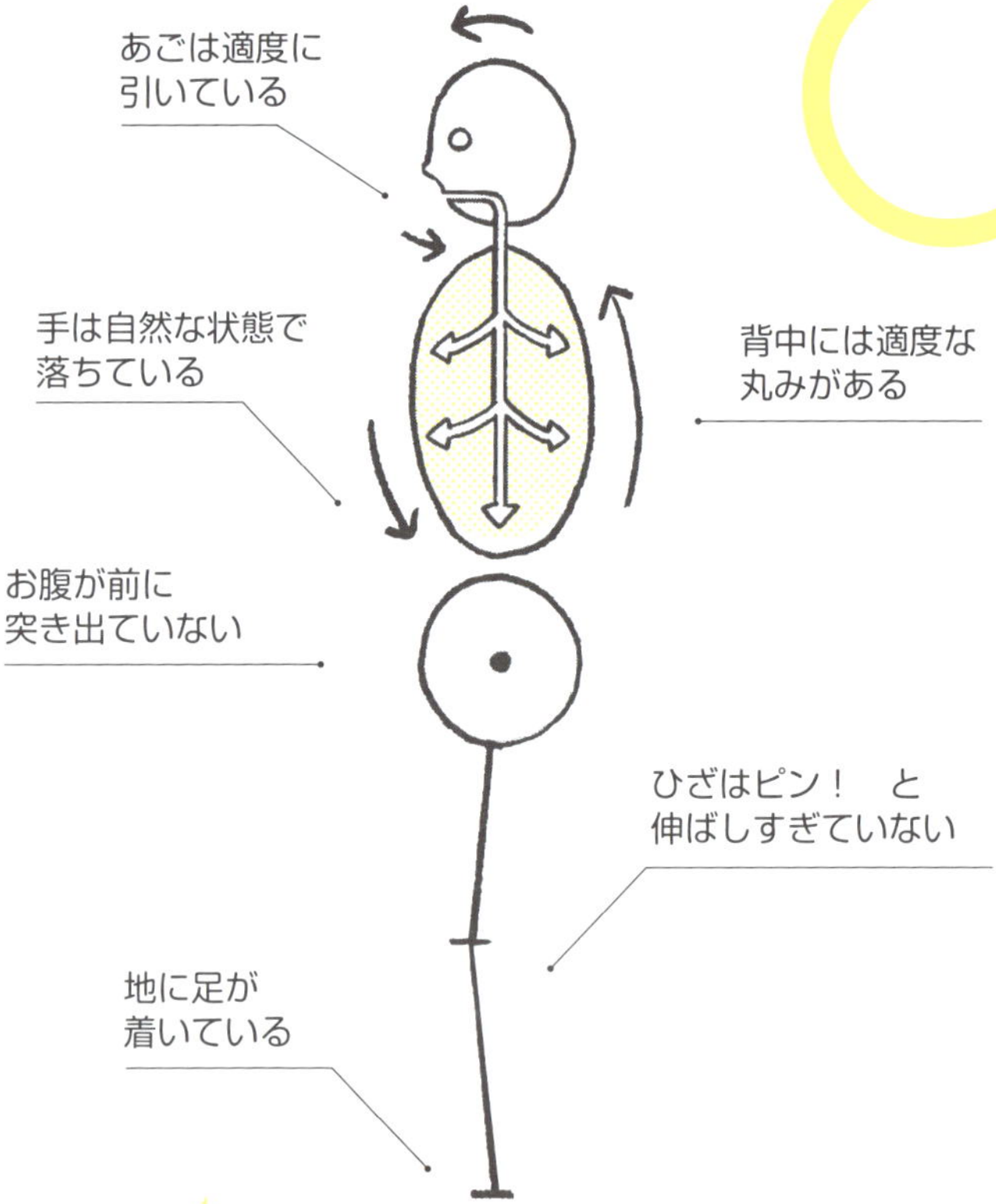

まとめ!

「呼吸の通り道」をきちんと確保できる姿勢でいると、自然と息は深く入っていく。

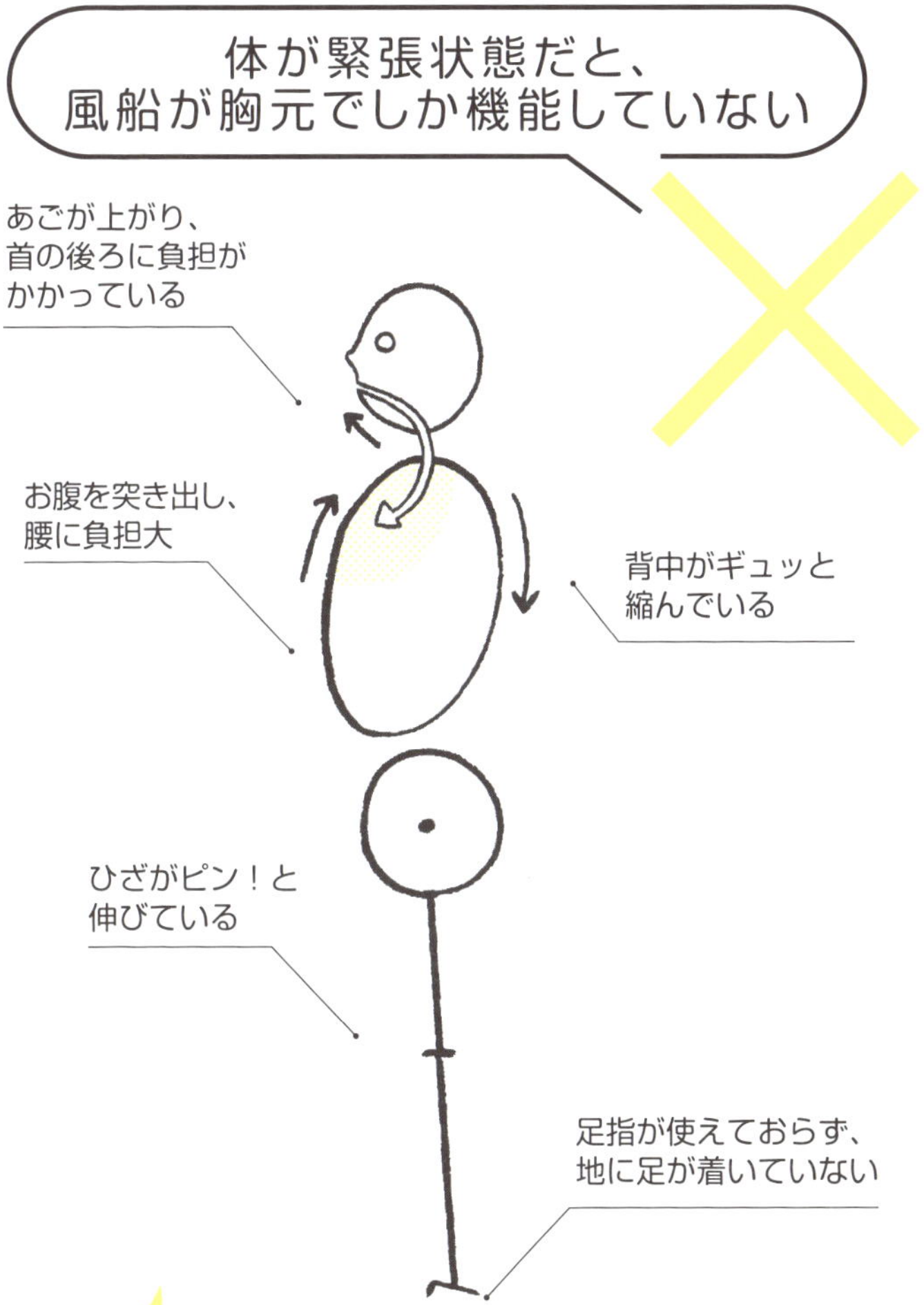

まとめ!

「呼吸の通り道」を妨げられたことで、
呼吸は胸元のみで浅呼吸をくりかえす。

POINT
03

呼吸は「酸素を吸うため」だけじゃない！血液・リンパ液・体液を〝循環〟させている

「ポイント２」では、深い呼吸をしたとき、体がまるで風船のように大きく膨らみ、しぼんでいくという体験をしてもらいました。

じつは、**呼吸はこの「膨らむ⇕しぼむ」のリズムに合わせて、頭の先から足の指先まで、全身２００以上の関節を通って、血液・リンパ・体液などと一緒に全身を巡っています。**

この呼吸循環、体液循環がスムーズに行われることによって、筋肉、関節、血流、免疫、自律神経など、健康を司《つかさど》る体の各種機能が正常に働き、人は元気な生活を送ることができるわけです。

私はこれを人間誰もが持っている生命力、すなわち〝自然治癒力〟だと考えています。

ところが酸欠さんの場合、「とりあえず息を吸って吐いているだけ」の浅呼吸をくりかえしているため、「膨らむ⇕しぼむ」のリズムを小さくしか行えず、呼吸循環や体液循環が滞っている状態。本来機能するはずの自然治癒力が上手く働かず、回復力・免疫力ともに著しく低下してしまっています。

胃腸の不調、肩こりや腰痛などの体の痛みをはじめ、疲れが取れない、風邪を引きやすいといったプチ不調、うつや落ち込みやすいなど心の健康問題、また肌荒れやむくみなど美容的な悩みに至るまで、今あなたの体に起こっているトラブルのほとんどは、浅呼吸による血液・体液循環の滞りが深いところで関係しているのです。

1章では、そんな不調を生み出す浅呼吸をストップさせるべく、無意識に体を緊張させる行動をリストアップしていきます。

ATTENTION!

第1章

ふつうに暮らしているつもりが、
呼吸を殺している!?

酸欠さんの息止めモードな生活24時

朝の支度

〝朝のドタバタ〟は、呼吸にとっては命取り

いつもの朝がやってきました。

呼吸がつねに浅く止まりやすい酸欠体質の人・通称〝酸欠さん〟は、毎日どんな朝時間を過ごしているのでしょうか。

「ああ、ネムイ」とギリギリまで布団にこもったあとあわてて飛び起き、顔を洗ってメイクをして、着替えをして、ご飯を食べて……1分1秒を争いながら、バタバタと身支度を整え家を飛び出す。

途中「財布がない！」と荷物を全部ひっくり返してガチャガチ

ャ、あげくのはてには「忘れ物をした！」と、大あわてで家に引き返す始末……。
「あ、それ私のこと！」と、ドキッとした方も多いのでは？

ソワソワ、アタフタと、焦り心でいっぱいの朝。こんな状況ではどんな人でもほぼ例外なく、呼吸は浅く、乱れやすくなります。とくに朝、時間に追われながら過ごすと、なんだかその落ち着かない感じや疲労感が1日中ズルズルと尾を引くような気がしませんか？

呼吸が乱れた状態で1日をスタートさせると、そのマイナスをリカバリーするのに相当の時間がかかります。

朝時間をどのように過ごすかは、その日1日の呼吸状態、もっと言えば心身の健康状態にまで影響を与えるのです。

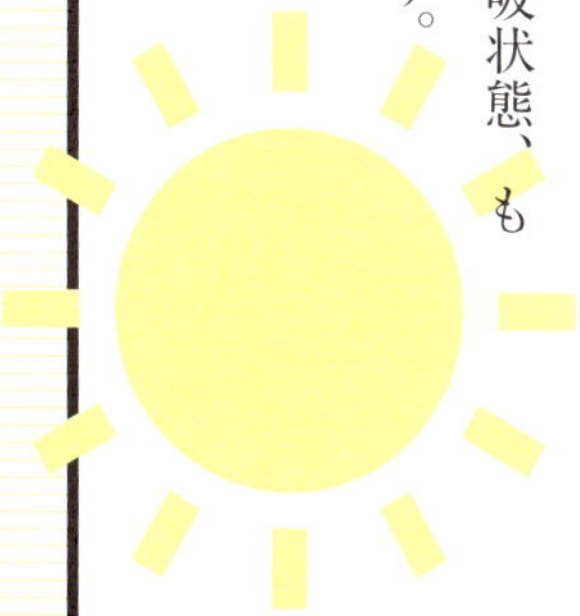

酸欠さんの息止めあるある

布団から抜け出す
気合いの
「ヨイショー！」起床。
その起き上がりが、
息殺し。

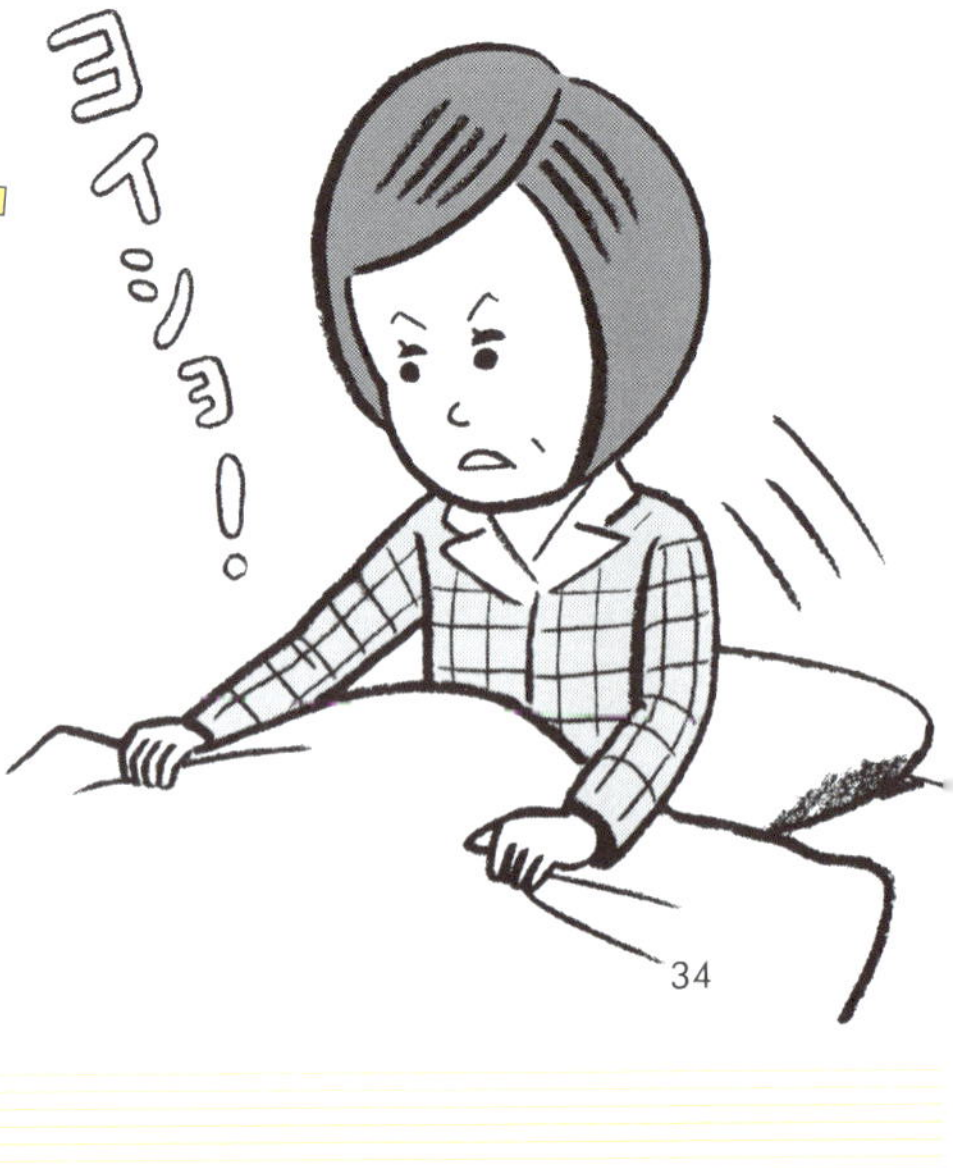

無理な体勢から1日をスタートさせる悪循環

朝起きて、あなたが一番はじめにする行動は何ですか？

「トイレへ行く」？「水を飲む」？

いえいえ、もっと前にしていることがありますよね。

「布団から起き上がる」です。

「なによ、それがどうかした？」と思われる方もいるでしょうが、私の治療院では「布団からの起き上がり方」を最初に教えるくらい重要視しています（詳しくは、P122でご紹介します）。

その理由は明白です。布団から起き上がるという朝一番の動作。これをどのように行うかによって、その日1日の呼吸状態が大きく左右されるからです。

さて、酸欠さんによく見られる起き上がり方といえば、「ヨイショ！」「よっこらせ」の掛け声とともに、手のひらを床についてバッと立ち上がるやり方です。

布団から立ち上がろうとしたその瞬間、「うっ！」と息が止まっていませんでしたか？

手のひらに体重をかけて立ち上がろうとすると、体は傾き体勢が崩れます。体勢が崩れ手首も曲がった状態で、どこに力が入るかといったら首とお腹です。

首とお腹周辺は、「呼吸の通り道」にあたる最も重要な部位。ここへ圧力や衝撃が加わると、呼吸は一瞬にして浅く止まりやすくなります。

無意識のうちに行っている朝の何気ない一動作が、不調の芽を作る〝息殺し〟につながっているのです。

酸欠さんの息止めあるある

どうしてそんなに力んでる？

100％全力投球の

朝の歯磨き。

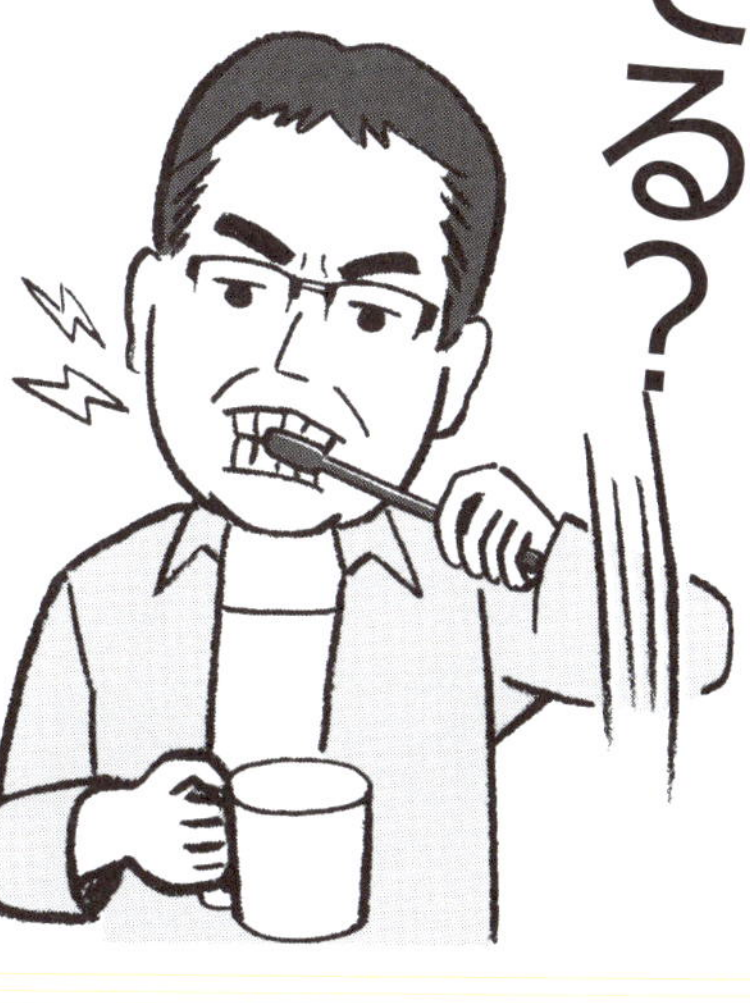

歯磨きをするだけなのに全身硬直&無呼吸状態

朝の歯磨き、汚れや磨き残しがないように丁寧に行いたいものですよね。とはいっても、酸欠さんにとっては一刻の猶予も許されないバタバタの朝時間。

みなさんも、歯ブラシを前後・左右・上下にとせわしなく動かし、

「何とか効率的に歯を磨いてやろう!」

と急ピッチで歯磨きを終わらせようとしているのではないでしょうか。

今度、自分の歯磨きシーンを冷静に観察してみてください。

渾身《こんしん》の力を込めて歯ブラシを握る利き手はまだしも、歯ブラ

シを持っていない方の手まで力んで硬直していませんか？

動かない岩のように固まったひじ、肩、首。そして、ほとんど虫の息状態の呼吸……。

いかがですか。たぶんほとんどの人は、

「私、いったいどれだけ体を力ませて磨いていたの⁉」

とビックリすると思います。

だいたい歯を磨くという行為に、そんな力みも気合いもまったく必要ありません。もっと肩の力を抜いて磨いても、歯は十分キレイになります。

こういう私も体調が良くなかったころ、歯磨きのときの無意識のクセについて夫からドキッとするような指摘を受けたことがありました。

「その不自然に浮いた右手は何？」

私は左利きなのですが、歯ブラシを持つ利き手とは反対の右手が、まるでオーケストラの指揮者のような恰好で宙に浮いてしまっていたのです。

歯磨きの最中に体が力むあまり、無意識のうちに右手を浮かせて体のバランスを取ろうとしていたのでしょう。

P19でも説明したとおり、**浅い呼吸を招く体の力みは、あなたの〝手先〟が発信源になっています。**

手から入った力みは、ひじ、腕、肩、そして「呼吸の通り道」である首やお腹周辺へと伝わり、呼吸を止めやすくします。

歯磨きのときにあらわれる無意識の力みグセ、今日からでも注意してみてください。

酸欠さんの息止めあるある

息こらえ鏡のぞきこむメイク顔。

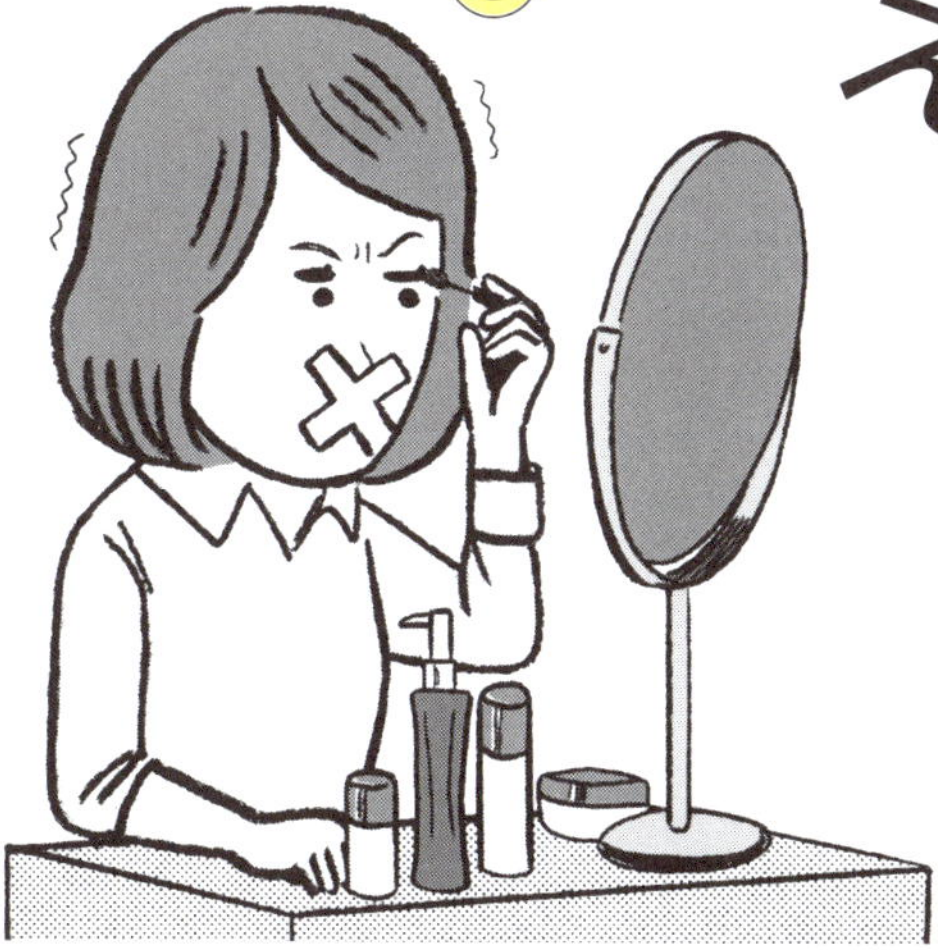

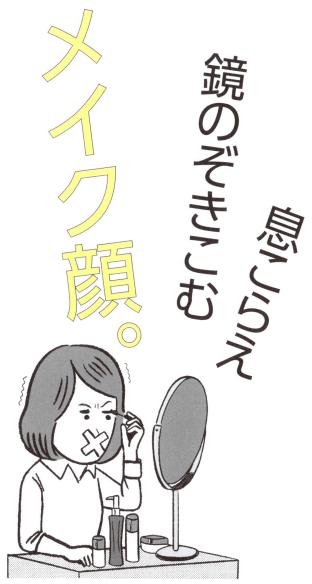

朝の身支度は息止めのオンパレード！

「うぅ〜」と息を止めながら、ものすごい形相で鏡をのぞきこみメイクに集中している姿。好きな人には絶対見せたくない光景です（笑）。

・ムラのないようにファンデーションをのせ、
・1ミリも誤差が許されないアイラインを引き、
・まつ毛の1本1本にマスカラを塗って、
・リップラインからはみださないように口紅を塗る。

こう書いているだけでもう息が詰まりそうです。

手先に細やかな神経を注ぐメイクは、一瞬たりとも気を抜くことができない「緊張！」「集中！」の連続。

朝のメイクは、手、肩、そして全身を力ませ息を止めやすくさせる、〝息殺し〟の動作であることに間違いありません。

メイクに限らず、顔を洗う、髪をセットするなど、毎朝行う身支度は〝息止め〟〝浅呼吸〟のオンパレードです。

たとえばドライヤー。必要以上の力で柄をギュッと握り、肩をいからせ、息を止めながら勢いまかせに髪を乾かしていませんか？

とくに人差し指は〝力の指〟と呼ばれ、力みの発生源である手先の中でも最も力が入りやすい部分です。

モノを持つ手が「力んでる」「力みそう！」とわかったら、とにかく人差し指の力を抜く！

これを意識するだけでも、手先の緊張はだいぶゆるみ呼吸がラクになります。

酸欠さんの息止めあるある

急ぐ！焦る！息詰まる！
かきこみ状態の朝ごはん。

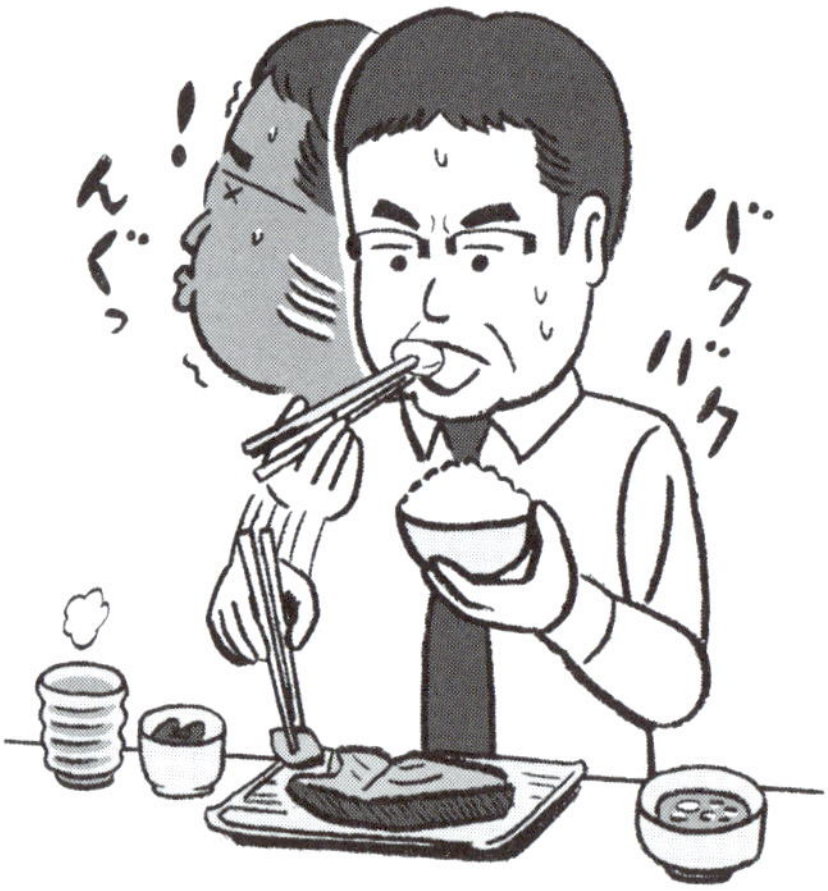

朝の支度

呼吸と動きの乱れが浅呼吸を加速させる

朝食、昼食はきちんと席に座り、落ち着いて食べることができていますか？

「これを食べ終えたら、次は洗濯ものを干さなきゃ」

「まだ、ゴミも出していない」

「ああ、もうこんな時間！」

と、頭の中は次の段どりのことでフル回転。〝心ここにあらず〟の状態で、食事の席についていることが多いのではないでしょうか。

もっとひどいケースになると、家族のお弁当を作りながら、自分の朝食はキッチンでかきこんでいる……こんなツワモノもいるようです。

主婦にかぎらずビジネスマンだって、メールチェックをしながら朝ごはんのサンドイッチを食べていたりしますよね。

はたして「○○しながら」の状態で食事をとっているときに、深い呼吸ができているでしょうか？

前のページでもお話しした通り、「動き」と「呼吸」はつねにセットです。

あわてて食べるから呼吸が乱れる、呼吸が乱れるから当然動きも乱れる。

そうなると必然的にガチャガチャと無駄な動作が多くなり、ガシャンと何かを床に落としたりテーブルのお茶をこぼしたりと、思わぬハプニングが続出！

よけいな仕事がどんどん増えて、あげくのはてには出かける時間に間に合わなくなる。そして、さらなる焦りが浅い呼吸を加速させる――。

呼吸と動作がいったん悪いスパイラルをまわりはじめると、いろいろなことが上手くいかなくなります。

特に朝は、今日という日の呼吸状態を決める大事な時間です。私も実践している「食事をゆっくり食べるコツ・箸置きを使う」をＰ１０８でご紹介していますので、ぜひ参考にしてみてください。

家事

毎日の〝家事〟で、無意識に息がストップ！

総務省統計局の調べによると、女性が家事に費やす平均時間は1日あたり3時間35分。

炊事、家事、洗濯といった毎日何気なく行っている動作の1つ1つを洗いだしてみると、相当な「息止めタイム」が発生していることがわかります。

「1日3時間半も酸欠状態が続いているなんて……」

そう考えると、とても恐ろしいですね。

日々家事にいそしんでいると、

「なんだか1日中部屋を掃除して回っているような気がする」

「私、そういえば朝からずっとキッチンに立っているよね？」

ふと、こんな感覚におそわれることはないでしょうか。

「うん、わかるよ、わかる！」

と同感したあなたは、同じ酸欠仲間の一員かもしれません。

こういった疲労感や虚無感も、家事の最中における不必要な体の力み、そして無意識の浅い呼吸から生まれているのです。

もちろん家事をしないわけにもいきませんから、ときにはキツい体勢も仕方ありません。ただそんな時にこそ、呼吸の存在を気にかけてみてください。それだけでも浅呼吸はずいぶんと改善されていくはずです。

酸欠さんの息止めあるある

呼吸のピンチ！

洗濯ものを

干した数だけ

やってくる。

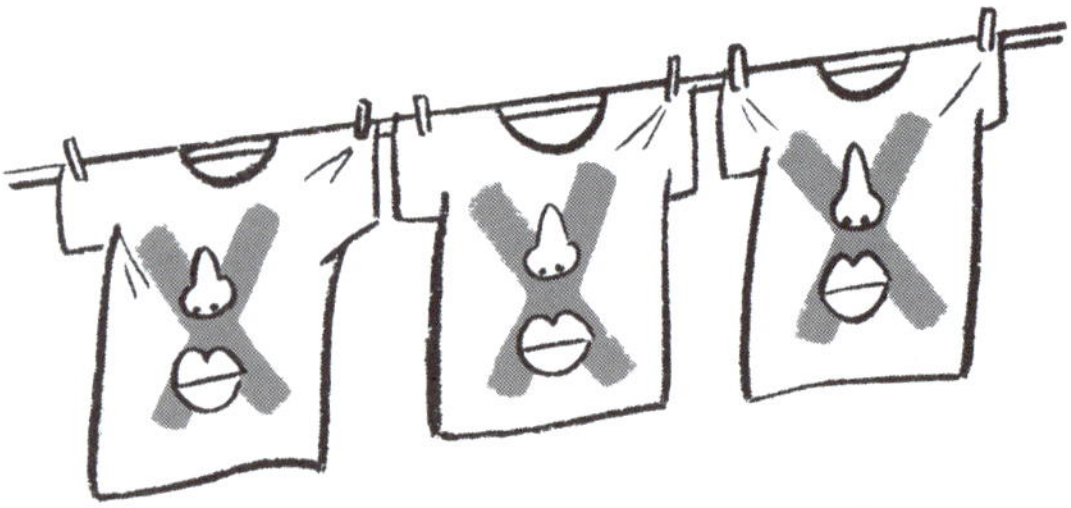

家事

洗濯もの20枚で20回の無呼吸がくりかえされる

洗濯カゴから洗い終えた洗濯ものを取り出し、物干し竿にかかっているハンガーやピンチにつるす。なんの変哲もない、平和な洗濯もの干しの風景です。

でも思い出してみてください。床に置いてある洗濯カゴの中から洗濯ものを取るとき、どんな体勢になっていましたか？洗濯ものは、手を伸ばせば届く範囲にあります。いちいちその場にかがんで取る人は少ないでしょう。

しかし、**足腰はそのまま、手だけを遠くに伸ばすという体勢を取ったとたん、「呼吸の通り道」にあたるお腹周辺は強い圧迫を受け、一瞬息は「うっ！」と止まります。**

さらに、そのまま手に取った洗濯ものをピンチにつるそうと再び手だけを上に伸ばす。その瞬間、また「うっ！」。

1枚の洗濯ものを干すのに、これだけの体の力みと無呼吸状態があなたをおそっているのです。

下に置いてある洗濯ものを取るときは、「腰を曲げる」という意識ではなく、「ひざを使い、お尻を後ろにひく」をいう意識を持ってみると、「呼吸の通り道」を守りながら、体を曲げることができます。

「お尻を後ろに引いていったら自然と体が前に倒れ、床に手が届いた」そんな感覚でかがむ習慣をつけると、呼吸が乱れることはありません。

そして何より大切なのは、呼吸がおざなりになってしまう瞬間こそ、「私、息止めてないよね？」と、ご自身の呼吸状態を確認をしてみることです。

酸欠さんの息止めあるあるある

包丁を持つ、食器を洗う。

息の根止める悪魔の手先。

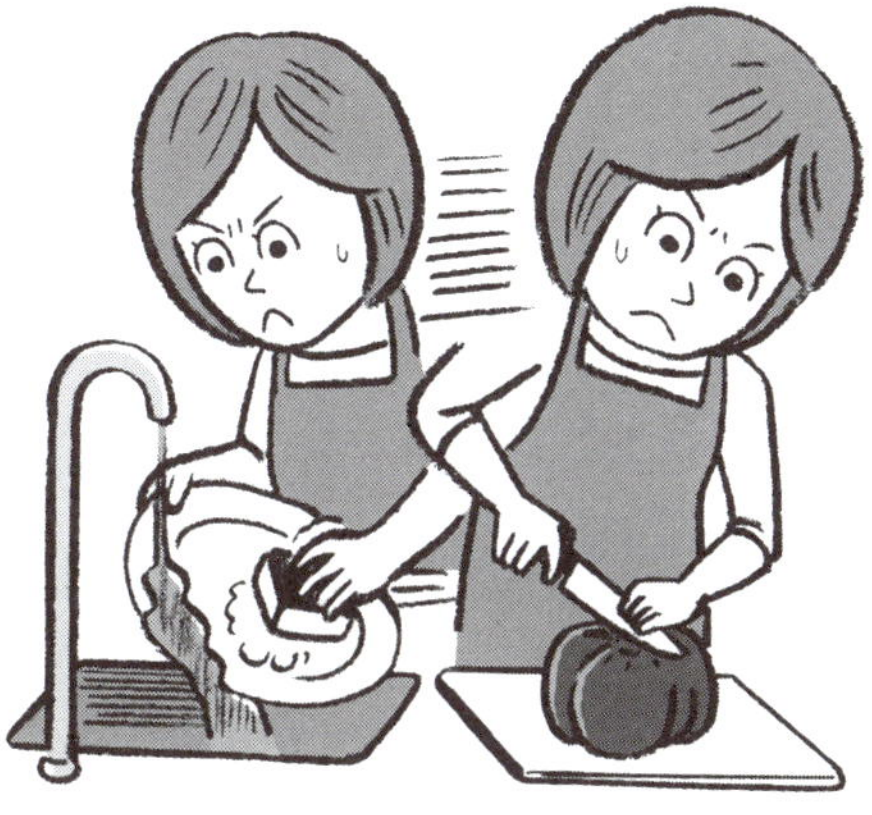

家事

そんなに力を入れなくても野菜は切れる！

今晩キッチンに立ったときに、自分の体を観察してみてください。まず、包丁を握る手。

指先、ひじ、肩を力ませながら強烈な圧をかけて、まな板の上の食材を切ろうとしていませんか？

硬いカボチャを切るならいざ知らず、普通の野菜や肉を切るのにそんな力は必要ないはずです。

次に、食器洗い。

「洗いのこし、すすぎのこしがないようピカピカに！」

「いち早く終わらせてやろう！」

という無意識のプレッシャーが、歯をくいしばらせ、手先を力ませていませんか？

さらに、台所の床の上に立つ足にも注意を向けてみてください。ひざが棒のようにピーンと固まり、足の指先がギュッと床をつかんでいないでしょうか？　足指が過剰に丸まっているということは、〝全身が緊張している〟というサインです。

手先から発生した力みは、ひじ、腕、肩と上半身へ、足先から伝わった力みは、ひざ、骨盤、腰と下半身へと伝わり、「呼吸の通り道」にあたる首やお腹周辺を固めて呼吸を浅くします。

そして、なにより残念なのは、これだけ体を力ませて呼吸を浅くしながら家事をこなしても、あとから疲労感がやってくるので、時短で捻出した時間はさほど効率的に使えていないということ。

50％の力でできることを、100％の力をかけて行って残るのは、疲労感と新たに生まれる病気の芽だけです。

酸欠さんの息止めあるある

うっ血、ねじれ。息も絶え絶え。掃除機＆風呂掃除。

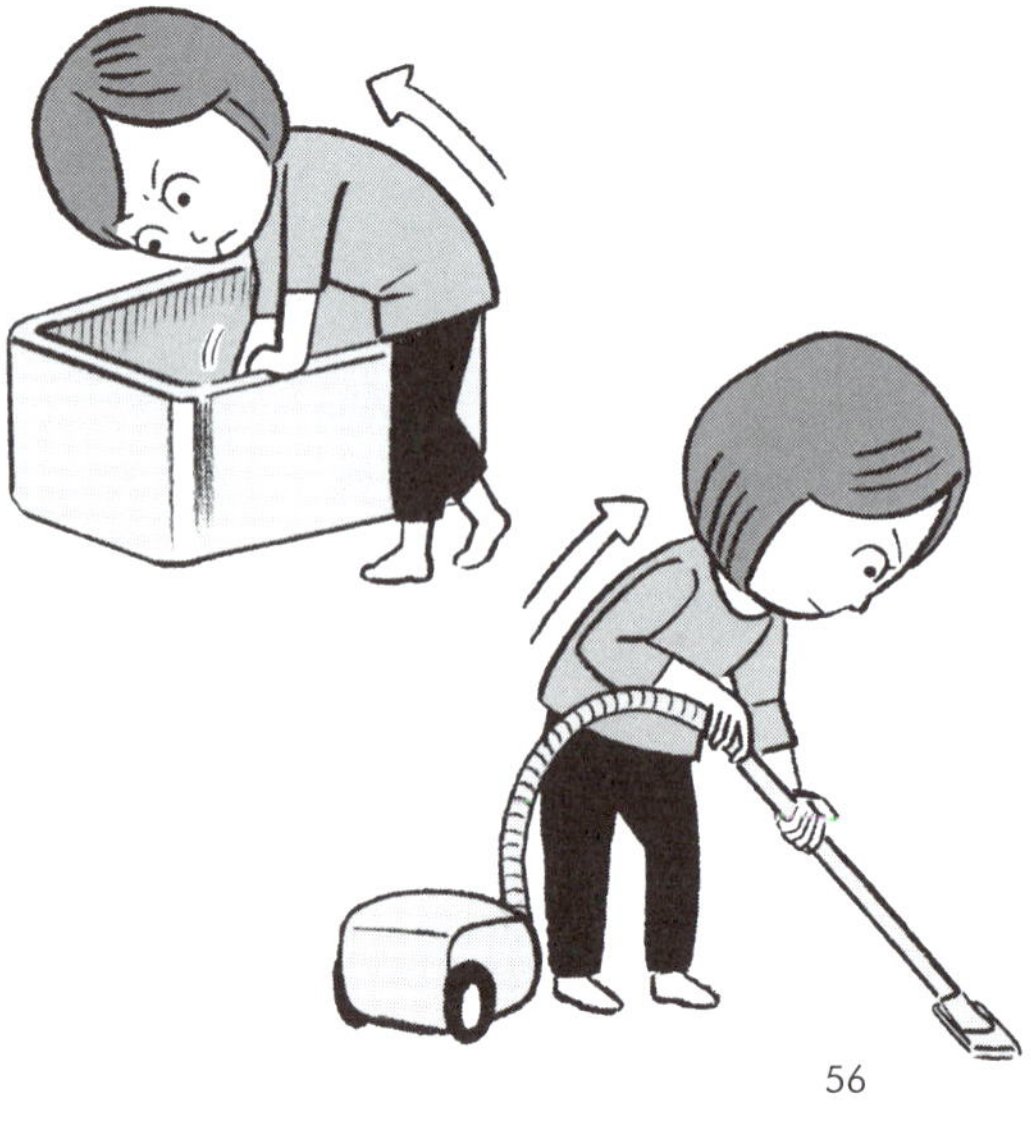

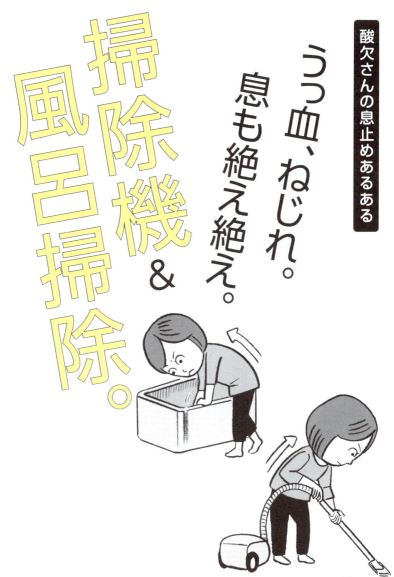

家事

前かがみの姿勢が「呼吸の通り道」を邪魔する

毎日を気持ち良く過ごすために欠かせない清掃。

掃除という1つの動作も、これまた何も考えずに行うのと、呼吸を守りながら行うのとでは、その人の呼吸状態、健康状態に雲泥の差が生まれます。

床に掃除機をかけたり、玄関をほうきで掃いたり、バスタブの中を洗ったり……掃除は前かがみになって頭を上げ下げしたり、お腹をパキッと折るような上体だけが先行した姿勢で行うことが多いですよね。

しかし、この姿勢は呼吸にとっては致命傷です。

「ん！」と頭に血がのぼるような体勢、または首とお腹に余計な圧力がかかるような格好は、たちまち呼吸を浅くします。

目の前のゴミや汚れをキレイにしようと**手先ばかりに意識が集中し、動くときに肝心のひざやお尻がまったく使えていない状態。私はこれを〝手先優先・足腰お留守〟と呼んでいます。**

Ｐ52でもご紹介したように、「お尻を後ろにスッと引いてかがむ」という足腰を十分に使った前かがみを心掛けないと、どうしても体勢が不安定になりやすく、その不安定さを必死にこらえようとして全身に力みが生じます。

とくに、洗い場からムリやり手を伸ばしてバスタブの中を洗う格好などは、究極の〝呼吸殺しの体勢〟と言えるでしょう。

ちなみに私の場合は、毎晩のお風呂掃除を自分が入浴したついでに済ませてしまいます。

裸のままバスタブに入ってそのままスポンジで中を洗います

から、呼吸を止める体勢をとるリスクはありません。

そして、最後に床や壁についた水滴をすべてふき取ってからお風呂を出ます。

お風呂も心もキレイに洗われ、呼吸がスッキリおさまった状態は、とても気持ちが良いものですよ。

移動

移動タイムは、最悪の息切れタイム

徒歩、自転車、車、電車など、いつもの移動にもおびただしい〝息切れタイム〟が頻発しています。

・目的地に一刻も早く着きたいがために、足を歩幅いっぱいまで開いて全力で道を闊歩《かっぽ》。

・ハンドブレーキとペダルをたくみにスイッチさせながら、歩行者の間をスリリングにすりぬける自転車。

・事故を起こさないように固く握りしめた車のハンドドル。

・閉ざされた空間で、見ず知らずの他人に取り囲まれなければならないストレスいっぱいの電車内。

知らず知らずのうちにどれだけ強い緊張が体に走り、呼吸を止めているかお気づきでしょうか？

また、つね日頃から呼吸が浅くなりがちな酸欠さんは、歩くことや自転車に乗ることはもちろんのこと、どんなことでもパワー全開でやろうとする傾向があります。

目の前の物事に懸命に取り組む姿勢は素晴らしいですが、駅までの道程に対し、そこまで必死になる必要性はあるでしょうか。

呼吸や健康の観点から考えると、いつものフルパワーを7～8割におさえて動くという心掛けが必要です。

酸欠さんの息止めあるある

「間に合わない!!」と息切らす、大股急ぎ足。

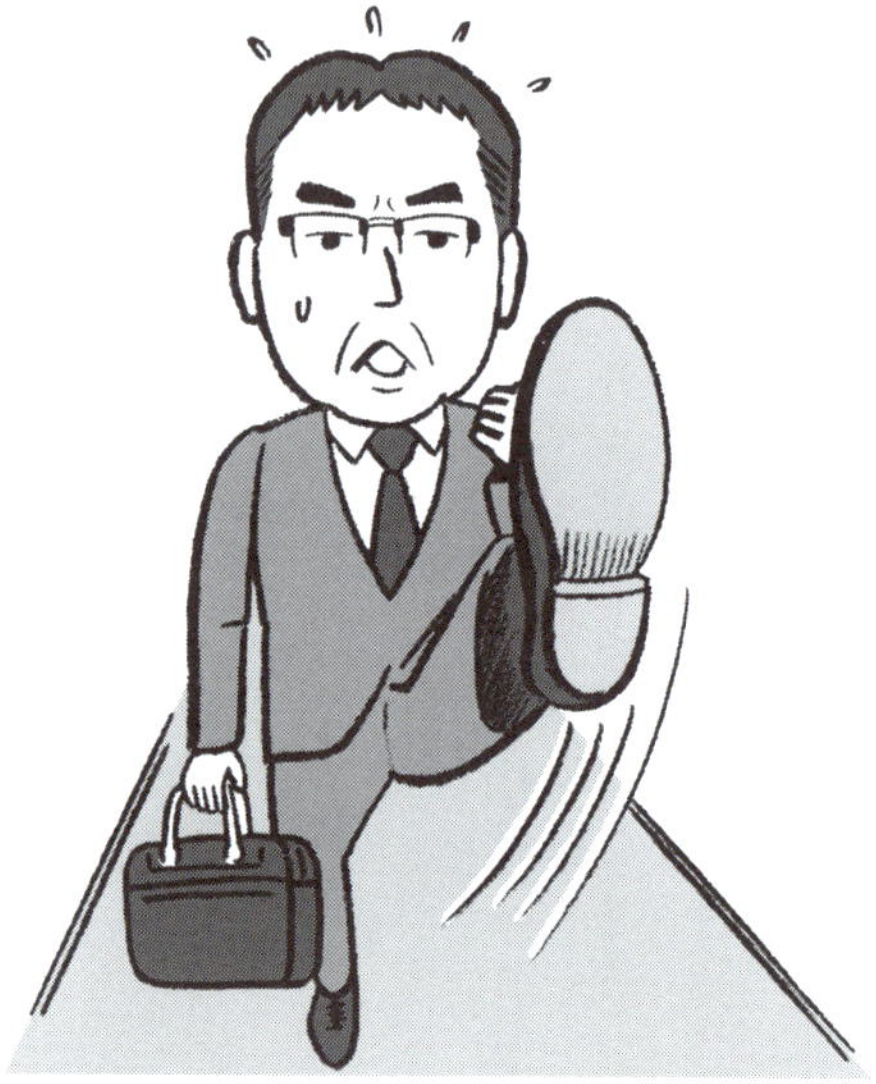

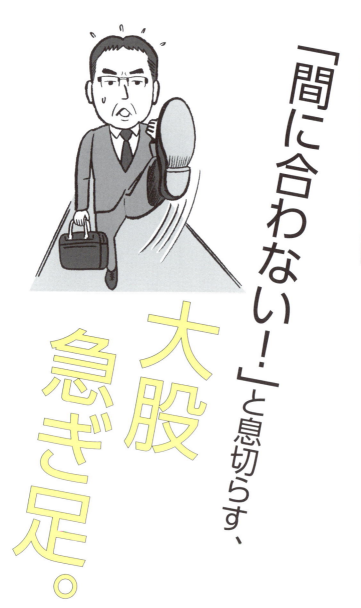

足を踏み出すたびに起こる骨盤やお腹のよじれ

「電車に間に合わない！」

「待ち合わせに遅刻する！」

ハアハアと息を切らせながら大股歩き。いつも心と時間に余裕のない酸欠さんによく見られがちなワンシーンです。

足幅いっぱいまで踏み出しているときの体勢や呼吸の状態をふりかえってみてください。

足を一歩前に出すたびに骨盤やお腹周辺が大きく左右によじれ、体の上下動も激しくなっています。

このような「呼吸の通り道」を邪魔する歩き方を続けていては、腹の底に届くような深い呼吸ができるわけもありません。

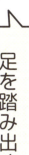

正しい歩き方はP130で詳しくご紹介していますが、まずは8割の歩幅にセーブすることを心掛けてみてください。

また、女性の中には「これが美しい姿勢よ」と思い込んでいるのか、胸を大きく開き、肩甲骨をキュッと内側に寄せながら歩く人も多いです。

このような背中の反りが強い姿勢で歩くと、背中、腕、首、肩に余計な緊張が発生し、胸の前側で行う浅い呼吸しかできません。

「背中を丸めろ」「猫背になれ」とまではいいませんが、胸を開き、肩甲骨を寄せるという行為をやめるだけで、呼吸はうんとラクになります。

酸欠さんの息止めあるある

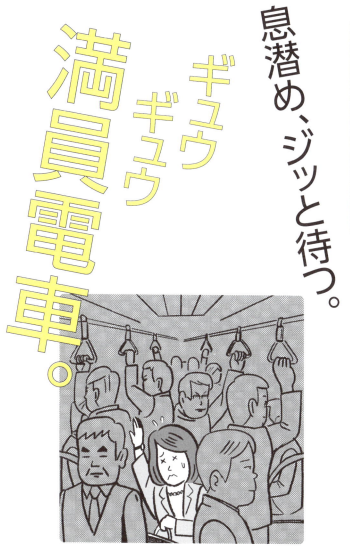

息潜め、ジッと待つ。

ギュウギュウ満員電車。

移動

電車内の閉塞感に体が身構える！

人、人、人であふれかえる朝の通勤電車。

見ず知らずの人たちに至近距離で囲まれる満員電車に乗り込むときは、私でもそれなりの覚悟を要します。

満員電車はリラックスできる、スヤスヤ眠れるという少数派もいますが、やはり多くの人は狭い空間に他人と一緒に閉じ込められるというシチュエーションに対して、無意識のうちに体がクッと身構えます。

このような環境では、呼吸が浅くなるのもある意味仕方ないことかもしれません。

ここで大事なのは、

「満員電車に乗り込むとき、体が緊張し呼吸が浅くなる」という、〝自分の無意識の呼吸パターン〟に気づくことができるかどうかです。


「今、体が緊張しているかも」

「あ、息が止まってる！」

気づく・認識する。

たったこれだけのことで、浅い呼吸や体に生じていた力みから解放されます。これは本当です。

小さな気づきの積み重ねが、その人のふだんの呼吸状態に大きな変化をもたらすのです。


おまけに、混雑した車内で少しでも体の力みや浅い呼吸をやわらげる方法をお教えしましょう。

車内で立つときは、左右の足を少し前後にずらしてみてください。

直立しているときよりひざやお尻の力みが抜け、姿勢をラクに保つことができ、呼吸もしやすくなります。

この姿勢は、ホームで電車を待つときや信号待ちをしているときなどにもオススメですよ。

酸欠さんの息止めあるあるある

息押し殺し、手足固まる安全運転。

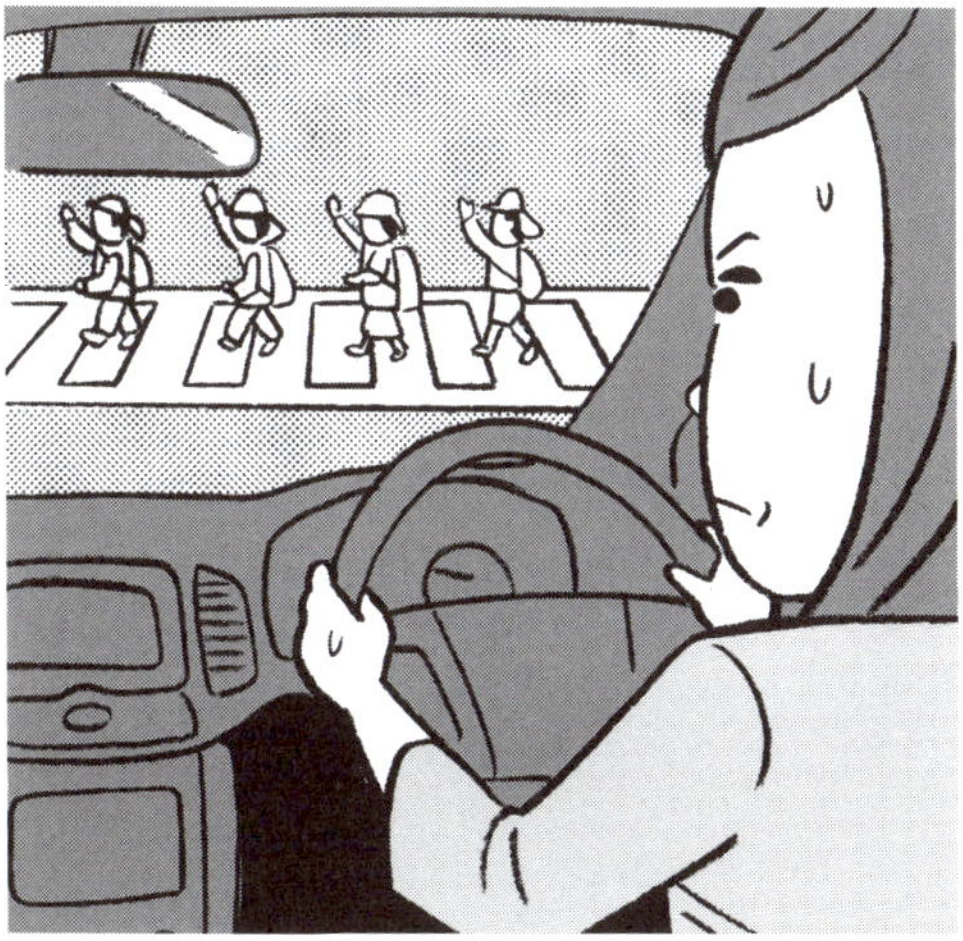

車と自転車の運転は緊張の連続

日々の移動に欠かせない車や自転車。

とても便利な移動ツールですが、ほんの一瞬の気のゆるみが取り返しのつかない大事故にもつながります。

「無事故」「無違反」を心掛けるばかりに、目、脳、体には無意識のうちに過剰な緊張がピーン！　ハッと気づけばとんでもない力でハンドルを握りしめています。

力んでいるのは、ハンドリングを行う手だけではありません。手先から発生した力みでひじや肩が上がり、背中はガチガチに硬直。さらにはアクセルやペダルを踏み込む足裏までギュウッと丸まり、全身カチンコチン状態。

もちろん気がゆるみっぱなしの状態では事故を起こしますから、運転の際は、注意を喚起したり適度な緊張感を保つことは必要です。**ただし、それは「呼吸を邪魔しない範囲」で。**

あなたは、時速300キロで疾走しなければならないF1レーサーではありません。

そんなに手に汗握り、息を詰めなくても安全運転は可能なのですから。

動き

無意識で行う〝所作〟は、呼吸状態をあらわす

「動きと呼吸、どう関係があるの？」

そう思われる方が多いでしょうが、大いに関係があります。

私の治療院は2階建てで、1階がエントランス、2階が施術ルームになっています。

患者さんが来ると、ドアを「バッターン！」と閉める音、「ドタバタッ！」と階段を駆け上がる大きな音が2階まで響いてくるのですが、「最近、調子が良くなってきましたね」という人は、

ドアを閉める物音も足音もだんだんと静かに変わってきます。

つまり体調が悪かった頃よりも、1つ1つの所作が丁寧になってきているということです。

ドアを閉める、階段を上がる、椅子に座る、モノを取る……私たちは日々の生活の中で何気ない動作をくりかえしていますが、乱暴な所作は確実に体を力ませ、呼吸を浅くします。

所作が雑！　女性の酸欠さんにとっては、自分の品のなさを突っ込まれたようで正直「イタい」指摘かもしれません。

でも私が言いたいのは、「そこを変えれば、あなたの体はもっと良くなるよ」ということ。

呼吸と動きは一心同体。所作を変えれば、呼吸と体は今よりうんとラクになるのです。

酸欠さんの息止めあるある

グイッと手伸ばし。

その横着が体と呼吸をよじらせる!

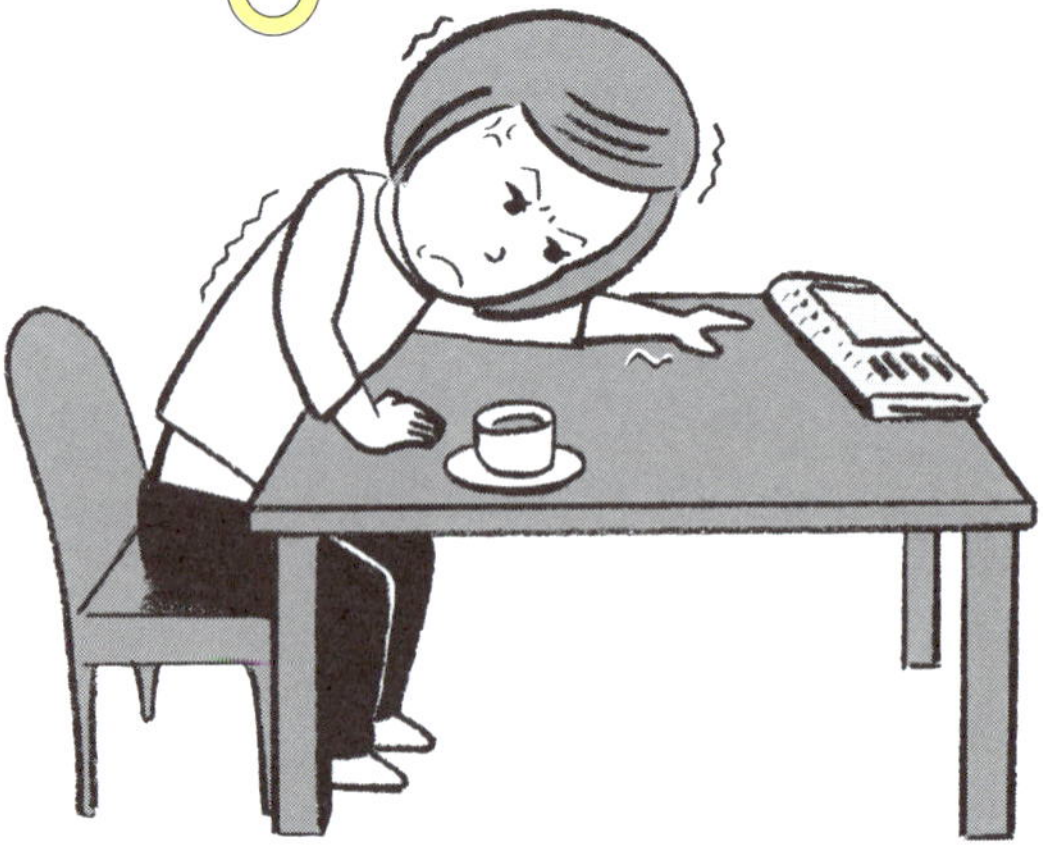

動き

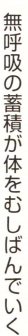

無呼吸の蓄積が体をむしばんでいく

テーブルの上に置いてある新聞を取る。

床に落ちたゴミを拾う。

モノを「取る」「拾う」という行為を、私たちは1日のうちで数えきれないほど行っています。

そしてこの簡単な所作を通して、酸欠さんの息も数えきれないほど止まっています。

1つ質問です。テーブルの向こうには、届くか届かないかの距離に新聞が置いてあります。この新聞を、あなたならどうやって取りますか？

目が対象物をキャッチし、脳が「手を伸ばせば取れる！」と判断すれば、新聞をめがけて迷わず手を伸ばすでしょう。テーブルの向こう側までわざわざまわり込むより、この方が自分は動かなくて済むからです。

要はモノを「取ればＯＫ」なのですから、わざわざ「呼吸を守れる体勢を作ってから取ろう」と注意を払う人はあまりいません。

手をムリやり伸ばすことで腕、肩には力が入り、「呼吸の通り道」にあたるお腹周辺は大きくよじれるか強い圧迫を受け、一瞬「ん！」と無呼吸状態になるのがわかります。

「たった一瞬のことでしょ？」と、侮ってはなりません。

モノを取るという行為を通して、この無呼吸状態を１日何度もくりかえしていけば、いずれその蓄積が体をむしばんでいくのは明らかです。

床に落ちたゴミを拾うときも同じこと。

「拾おう」と手先ばかりに意識が集中し、足腰を使わずに頭だけを下げたり戻したり……。

「面倒だから」「ラクだから」と、お尻をきちんと後ろに引いて床にかがむというワンアクションをカットすることによって、首やお腹には余計な力が入り呼吸はストップします。

これもまた〝手先優先、足腰お留守〟状態です。

この現代人特有の横着動作のくりかえしがスムーズな呼吸を妨げ、さらには病気の芽を育んでいるのです。

酸欠さんの息止めあるある

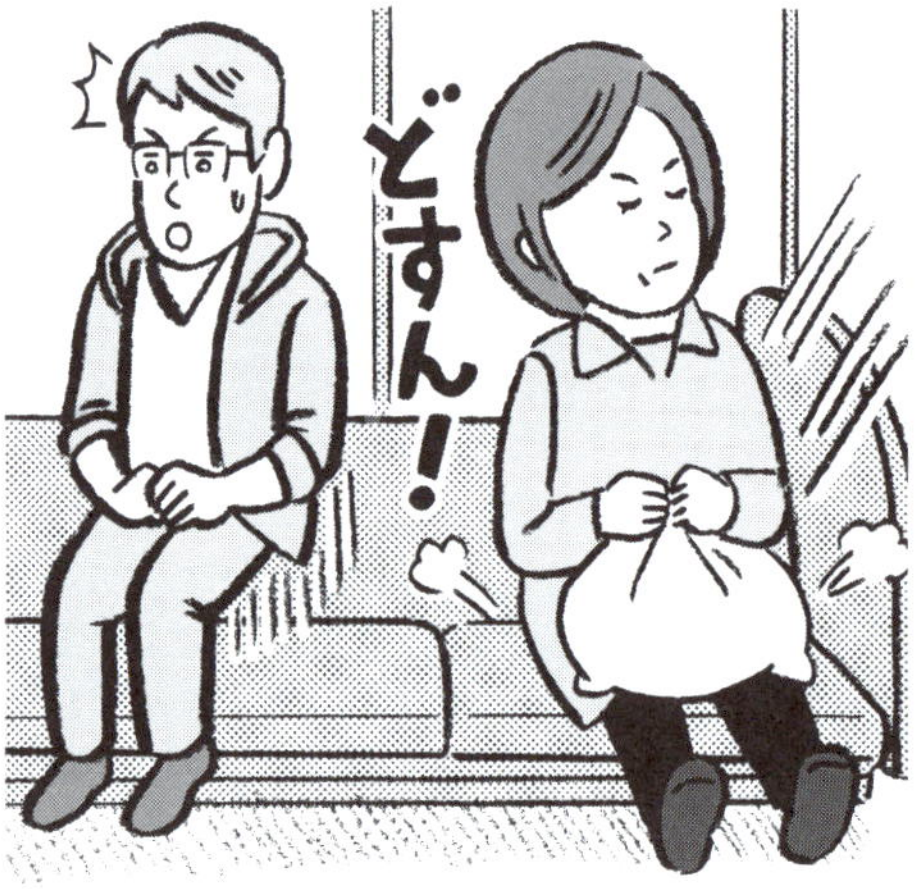

女らしさも呼吸も失う、野蛮な「ドスン!」座り。

動き

座ったときの反動で呼吸が大乱れ

「ドーン！」「ドスッ！」

酸欠さんが椅子に座るとき、こんな騒がしい（恥ずかしい）擬音が聞こえてくるようです。

オフィスの椅子や自宅のソファに座るとき、何も考えず背もたれをめがけて「ドーン」と身を投げ出していませんか？

このとき、体の動きや呼吸はどのようになっているでしょうか。

・背もたれに身を投げ出す。
↓
・投げ出した反動で、上体がのけぞる。

・腰の位置はそのままで上体だけを前に起こすので猫背になり、「呼吸の通り道」がグシャッとつぶれてしまう。

見た目には、さほど大きな動きの乱れは見られないかもしれませんが、**この呼吸のことを一切かえりみない座り方により、胸元の浅い部分でしか息が吸えない状態を無意識に作り出しています。**

ちなみに、「足を組むのは良くないですか？」ともよく聞かれますが、呼吸が確保された状態で組んでいるのであれば大きな問題ではありません。

また、長時間同じ姿勢で座り続けることによって体が力み、それによって呼吸を浅くするリスクは高まりますから、適宜座り直すようにしてください。

正しい座り方はＰ１３４で紹介しています。

「はぁ〜」とタメ息。

呼吸をむしばむ悪習慣。

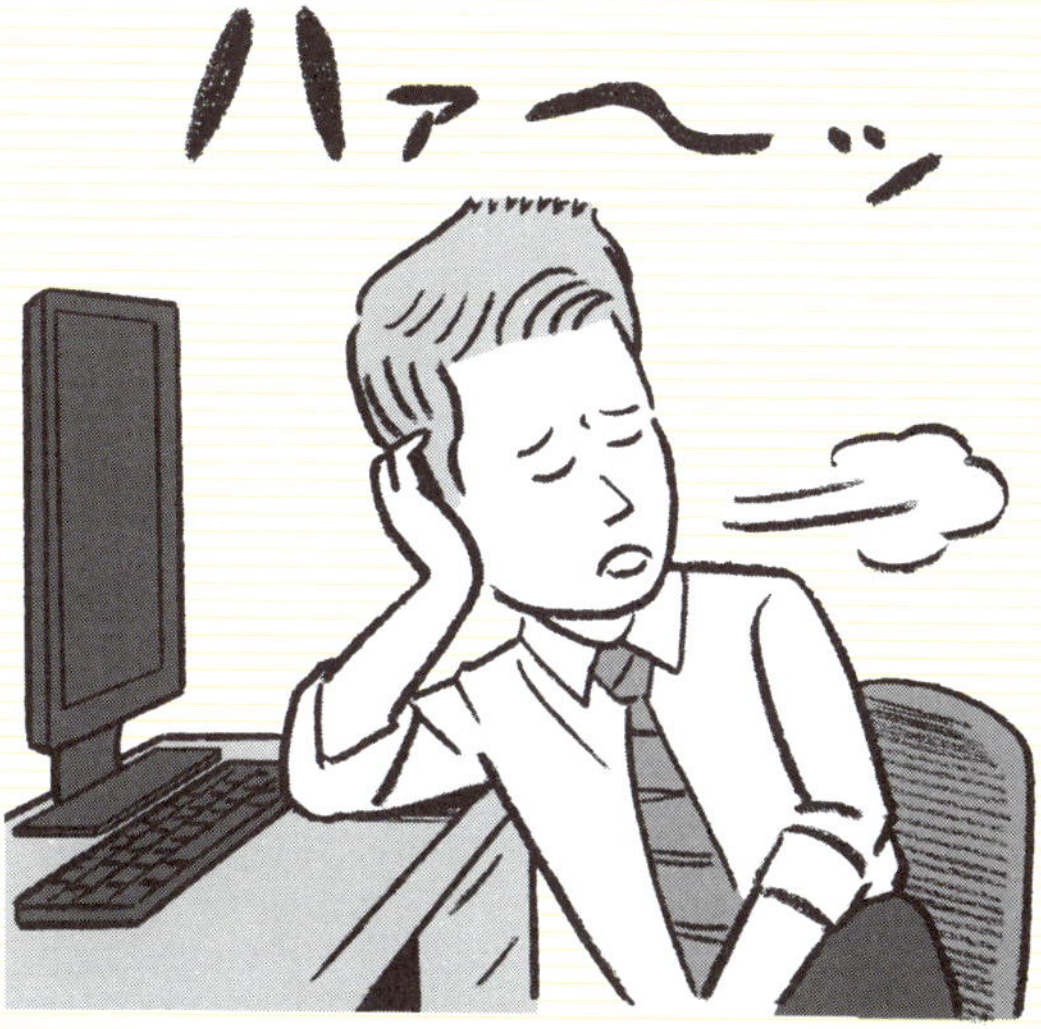

動き

タメ息の蓄積が健康をおびやかしていく

仕事が終わったあとに「はぁ～」。

イヤなことを思い出したときに「はぁ～」。

何となく疲れたから「はぁ～」。

長年の習慣でタメ息がクセづいてしまい、何でもないときにまで「はぁ～」をくりかえしている人までいます。

タメ息は、酸欠体質の人によく見られる呼吸グセです。

そもそも、タメ息というのはその人が日常生活の中で小さな緊張を積み重ねて起こるもの。

その緊張の反動が、タメ息という形であらわれているのです。

読んで字のごとく、「息を溜める」と書いてタメ息。

当然、一定時間息を溜める＝止めなければ、止めた息を解放すことはできませんよね。

たった一度のタメ息が今すぐに不調や病気に直結することはないでしょう。しかし、この小さな無呼吸の蓄積は、何年、何十年とかけてジワジワとあなたの体をむしばんでいくのです。

しかも、タメ息による弊害は自分だけに及ぶものではありません。タメ息によって、身のまわりの人間にまでその負のエネルギーがまきちらされます。

だって、目の前の相手がしょっちゅう「はぁ〜」とストレス砲を吐き出していたら、見ているこちらまでだんだん疲れてきませんか？

周囲まで不快にさせるタメ息。今すぐやめましょう！

集中

〝一点集中〟。そのがんばりが致命傷

事あるごとに息が浅く止まりやすい酸欠体質の人は、〝がんばりやさん〟がとても多いです。

仕事でも家事でも育児でも、なんでも真面目に取り組みます。

そして、その高い集中力たるや目を見張るものがあります。

集中力があることは良いことですが、「一点集中！」は呼吸にとって必ずしも良い環境とはいえません。

何かものごとにのめり込んでいるとき、ほとんどの人は体の状態や呼吸のことなどそっちのけになりやすいです。

気づけば体は全身力みでバリバリに硬直、呼吸は虫の息状態になりがちです。

「あたりまえでしょ。いちいち呼吸のことを考えていたら集中なんてできないよ！」

と言う人がいるかもしれませんが、大丈夫です。心と体を切り離して〝呼吸だけ生かしておくこと〟は、できるようになります。

もともと呼吸とは無意識で行っているものなのですから、「習慣」と「所作」と「気づき」さえ身につけば、心が焦っていても呼吸や体が引っ張られないようになっていくのです。

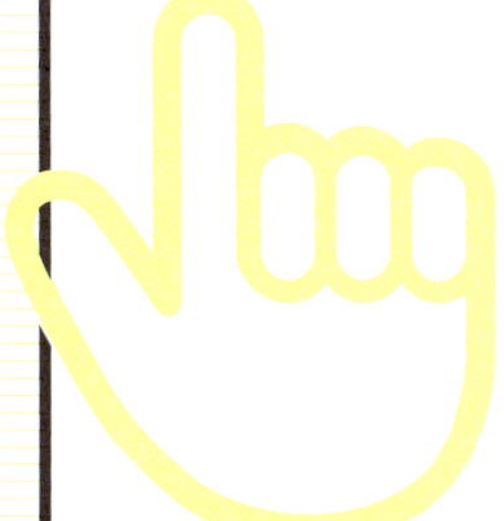

酸欠さんの息止めあるある

「あと少し！」

ラストスパートが呼吸のリズムを狂わせる。

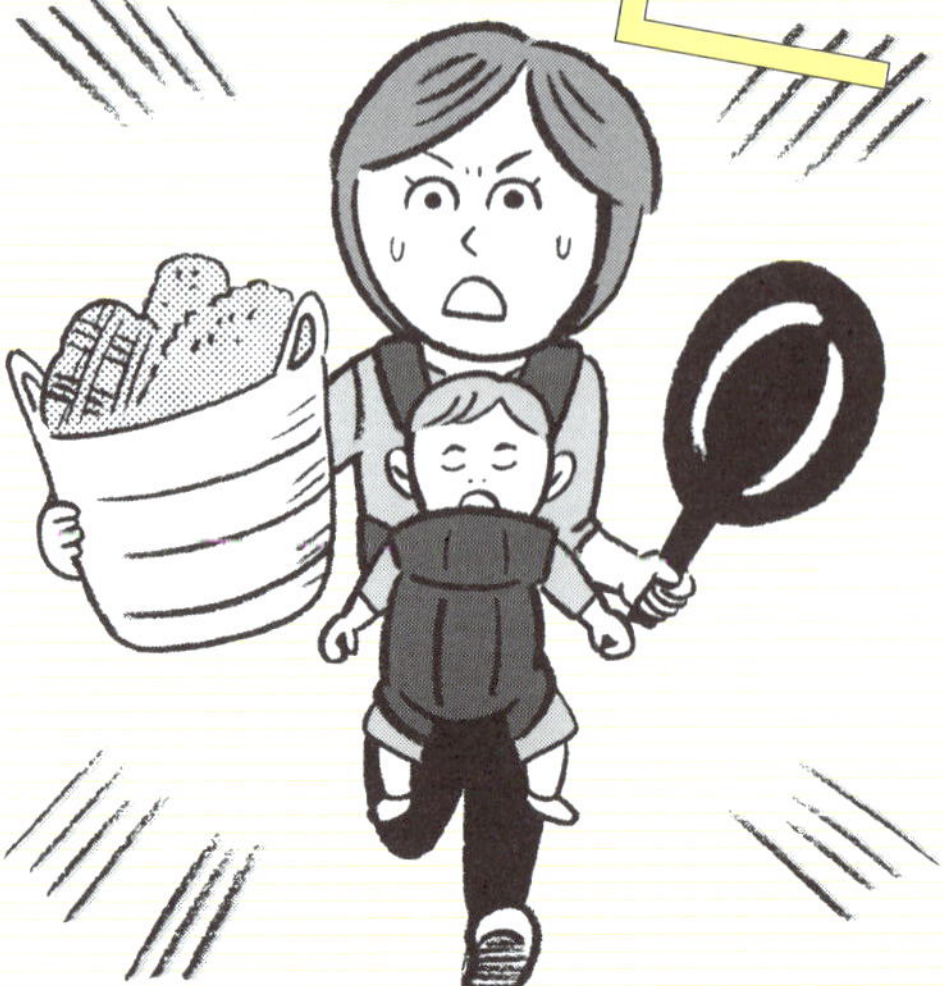

集中

酸欠さんは呼吸のリズムが不安定

「この仕事、もう少しがんばればカタがつきそう！」

「もうこんな時間、20時までに子どもを寝かせないと！」

仕事でも家事でも、日々のタスクに「あとちょっと！」というゴールが見えかけてきたとき、人の心には見えないラストスパートがかかります。

「あと少し！」「急げ！」と、追い込みをかければかけるほど体は目の前のタスクに全力集中。

気づかないうちに体の力みはどんどん強くなり、そして呼吸は反比例するように弱々しく、浅く小さくなっていきます。

そして、ようやく仕事がフィニッシュしたとたん「はぁ～」

と深いタメ息。浅く小さな呼吸状態から、一気に息を解き放す。

このように、**酸欠体質の人は呼吸のリズムのアップダウンが激しく安定していないのが特徴です。**その様子はまるで、乱高下をくりかえす株価のチャートのよう。

もちろんこんな呼吸状態では、体のエネルギー消耗は激しく、疲れだけがどんどん蓄積されていきます。

「今日1日何をしたわけでもないのに、生きているだけでグッタリ……」こんな人は要注意です。

まずは、ラストスパートをかけ過ぎるような状況・環境をできるだけ作らないこと。

もし百歩譲って、**ラストスパートをかけなければいけない状況なのだとしたら、せめて「呼吸の通り道」を整えることです。**

酸欠さんの息止めあるある

字を書く、話を聞く。

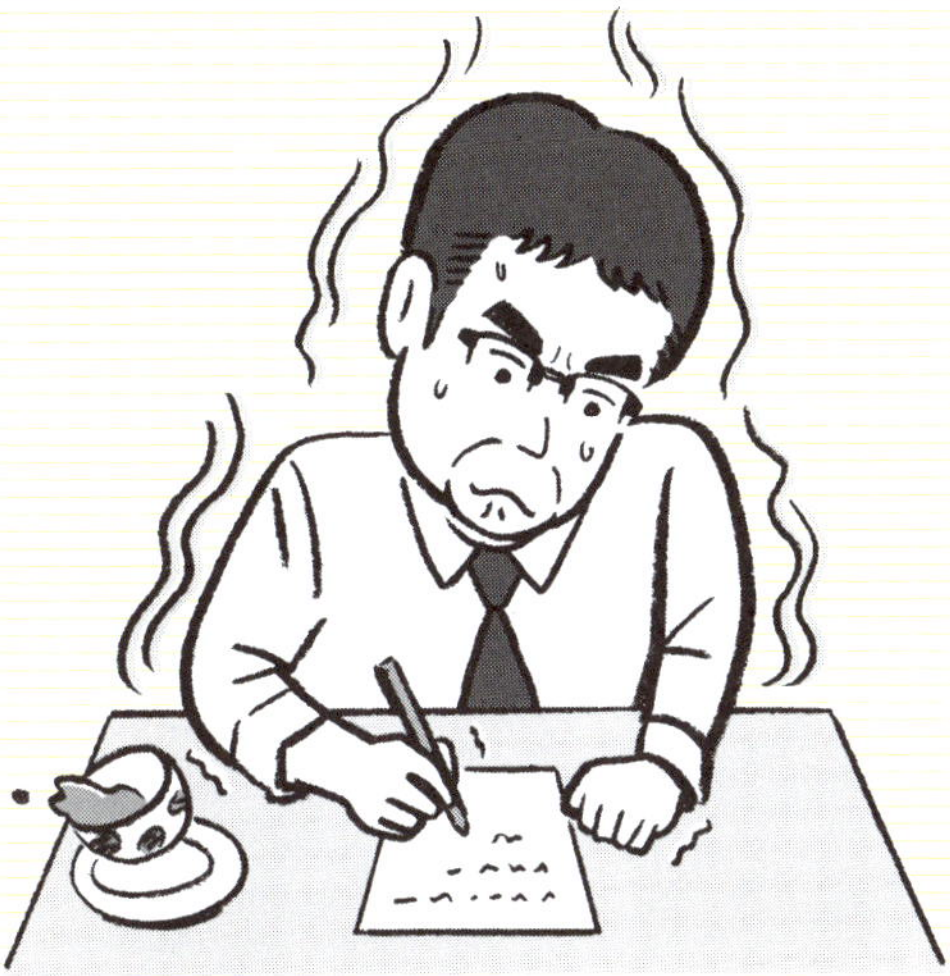

些細な緊張、呼吸の危機。

集中

とりとめのない緊張で即・浅呼吸状態に

こんな経験はありませんか？

文字を丁寧に書こうとすると、ペンを持つ指先に異常な筆圧がかかる。同時に息も止まっている。

列車待ちのホームで遅延のアナウンスを聞こうと耳をかたむけているとき、気づいたら息をしていなかった。

これらも、すべて無意識の〝緊張〟がなせるワザです。

「書き損じできない！」

「聞き漏らしてはならない！」

こんな些細なプレッシャーが、体に余計な力みをもたらし、呼吸をストップさせます。

一般的に「酸欠状態」というと、マラソンなどハードな有酸素運動をしているときや、空気の薄い山頂にいるときに起こるものだと認識している人が多いでしょう。

ところが実際は、日常生活のこんなとりとめのない緊張が呼吸を浅くし、あなたの体を「酸欠状態」へと導いているのです。

夜の休息

〝おやすみ前後〟も、酸欠モードは止まらない

夜も更け、今日1日の仕事、家事も一段落。

就寝前といえば、ホッと一息つける一番のリラックスタイムではないでしょうか。

ところがどっこい！　酸欠さんの場合は、夜ご飯の最中もお風呂の中でもベッドで横になっても、まだまだ〝息止めモード〟全開の状態です。

たとえば、夕食の量をコントロールできずに息が上がるほど食

べてしまう。

1日の疲れや緊張を解きほぐすはずのお風呂でも、全身力みっぱなし。

ベッドではスマートフォンを片手に握りしめ、緊張と浅呼吸状態のまま眠りにつく……。

このように、自らを酸欠へと導く「悪習慣」が身についてはいないでしょうか?

就寝前は、「私、もうすぐ寝ますよ」というおやすみモードに自発的に切り替えていかなければならない時間です。

1日の流れがずっと途切れず、あわただしい呼吸状態のまま眠りにつけば、眠りの質も当然低下。

翌朝の呼吸状態への悪影響は、回避できないでしょう。

酸欠さんの息止めあるある

食べ過ぎ、飲み過ぎ。

まんぷく腹で
酸欠地獄。

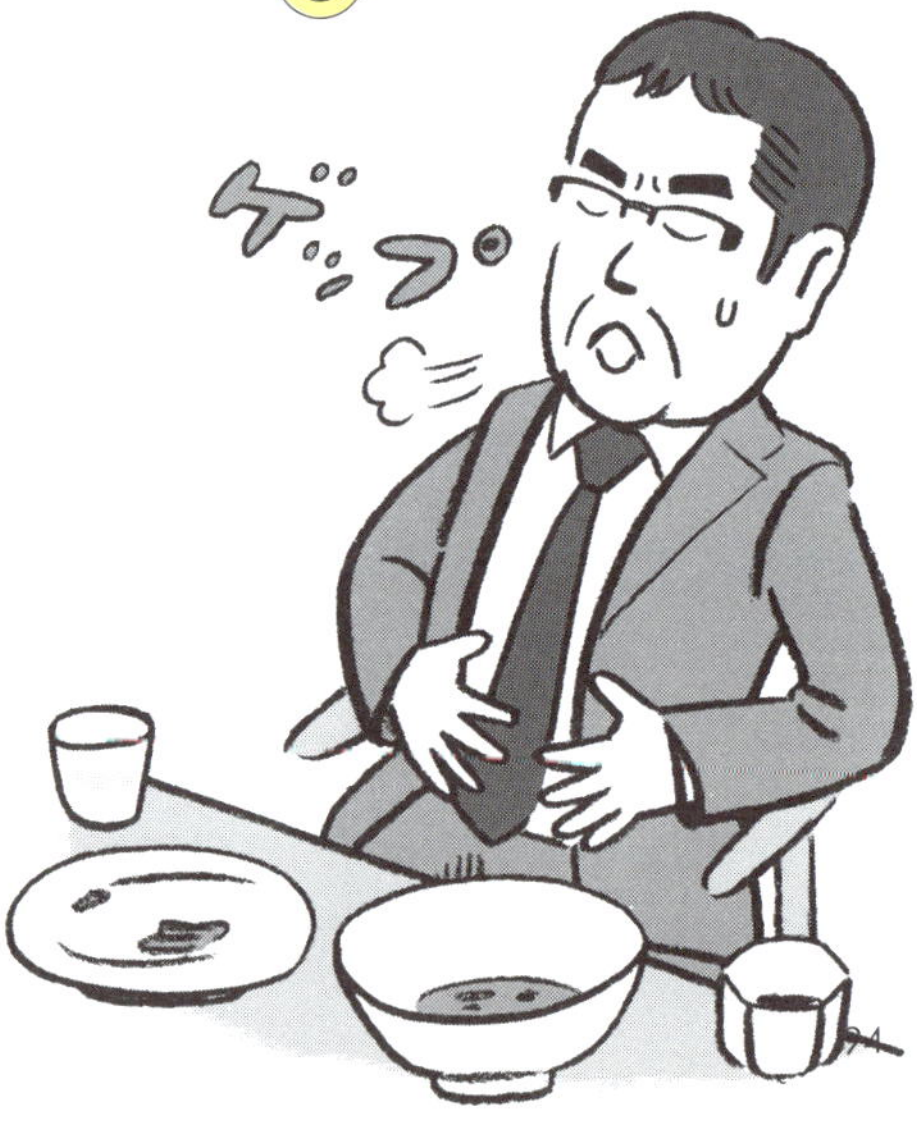

食事は腹八分目を守って呼吸を死守

今晩は、気の置けない仲間との宴会です。

テーブルに運ばれた料理やお酒をたらふく食し、「あぁ～幸せ！　これ以上食べられない！」となったときの体や呼吸の状態はどうなっているでしょうか？

胃袋はパンパン、はちきれんばかりのお腹を前に突き出し、体は後方へデレンとのけぞっていると思います。

当然、息苦しさはマックス。食べ物を腹いっぱいになるまでおさめた体は、まさに〝息地獄〟です。

恥ずかしながらここで告白しますと、私も昔は誘惑に負けてお酒を飲み過ぎ、食事を食べ過ぎ、そのたびに呼吸が苦しくなるという状態を何度もくりかえしていました。

そんな自分に嫌気がさすのと同時に「満腹にならないほうが、体はラクだ」ということに気づいてから、食事の量をコントロールできるようになりました。

いろいろな人から、

「病気を治したいです。健康になるために、何を食べたらいいですか?」

という質問をよく受けます。

じつは「何を食べるか」というよりも、「呼吸が守れる範囲で食べる」ことを心掛けることのほうが重要です。

私は過去に「玄米菜食」に徹していた時期もありますが、今は和食中心に肉も魚もバランスよく、腹八分目を守って食べるようにしています。

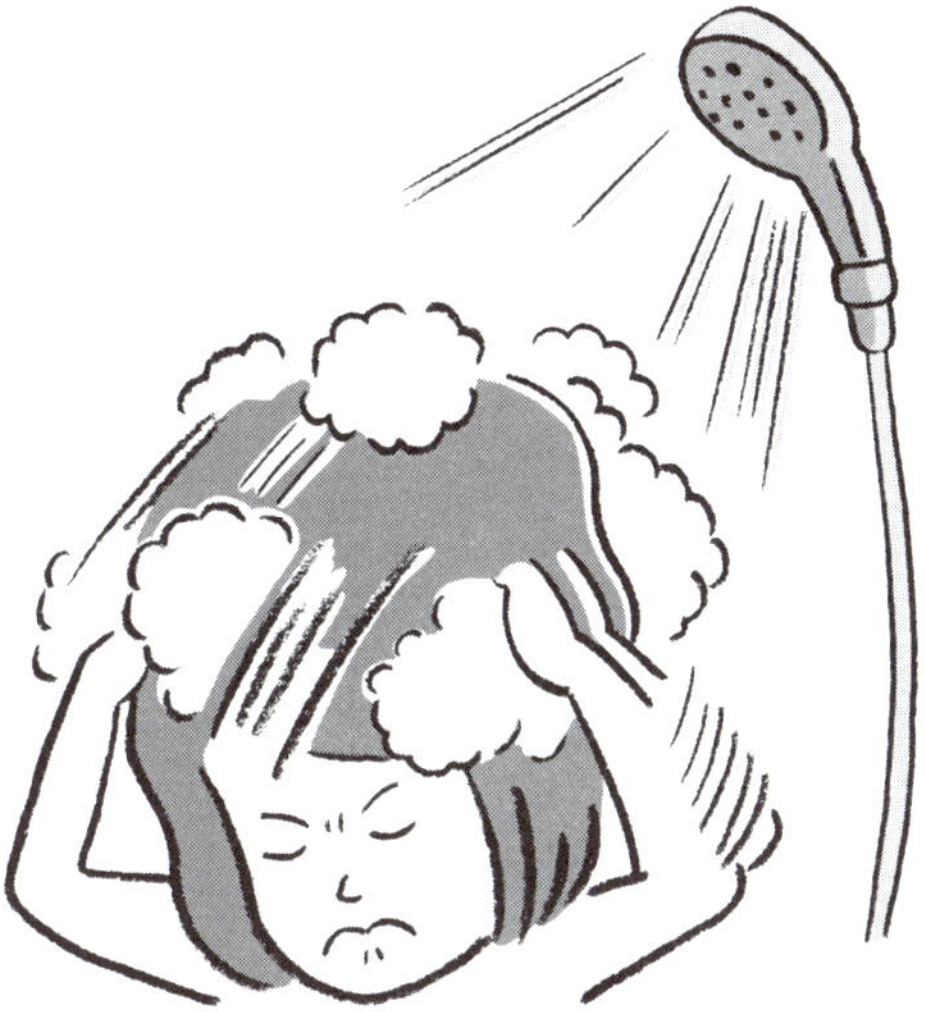

我忘れ、髪ふりみだす息止めシャンプー。

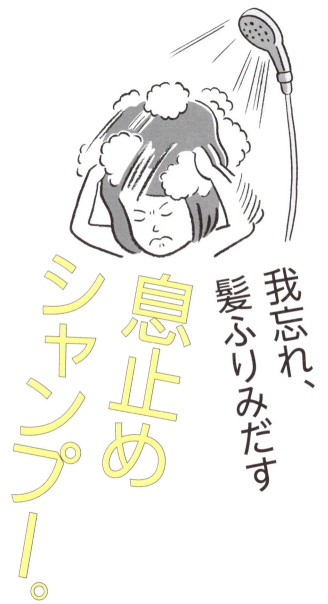

呼吸と頭皮を傷める乱暴な洗髪

ガッ！　と指先にありったけの力を込め、髪をふりみだしながらシャンプー。

風呂場で髪を洗っているときの、一心不乱な自分の姿を振り返ったことはありますか？

「毛穴の汚れを残らずキレイに落としてやる！」という気合いなのでしょうか。

頭皮を指で強く掴みガシャガシャガシャ、ひじ、腕、肩には異常な力がかかり、呼吸はほとんど停止状態。

おまけに、顔面は眉間に寄ったシワでまるで老婆のようにシワクチャ……。

我を忘れてシャンプーに没頭する姿は、他人には見せないほうがいいかもしれません（笑）。

指先に力を入れることで、頭皮の汚れがきちんと取れているならまだしも、この洗い方では毛穴の汚れを落とすことはできませんし、逆に頭皮を傷める原因にもなります。

私の治療院では、頭皮治療をしている人には正しいシャンプーのやり方から教えています。

ポイントは、〝力の指〟と呼ばれる人差し指を外して洗髪してみること。

指先の力みを取って髪を洗うだけで、薄毛という不調にも明るい兆しが見えてくることだってあるんですよ。

酸欠さんの息止めあるあるある

ベッドにスマホ。

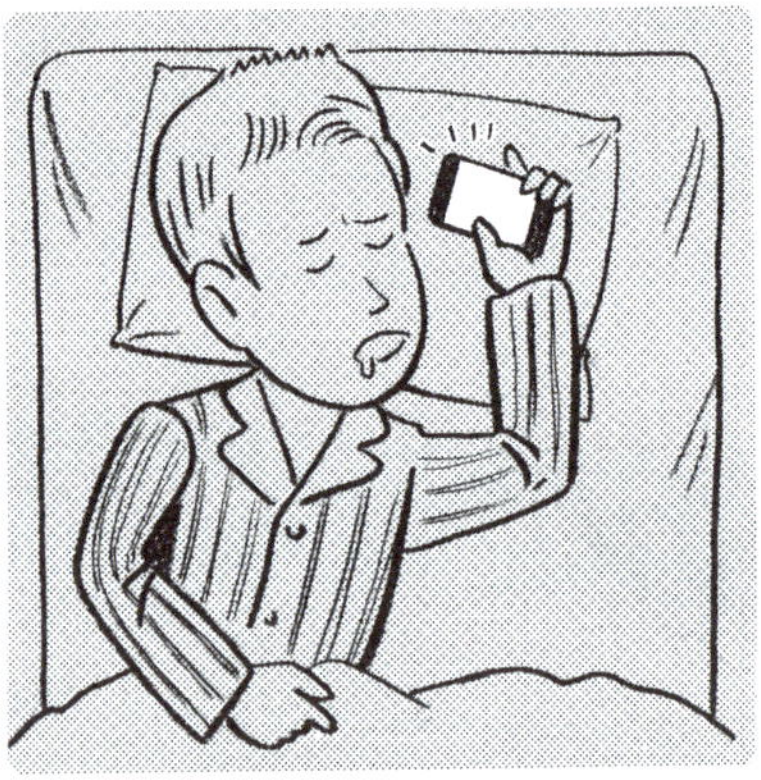

浅呼吸のまま

寝落ちする。

寝る前のバッドニュースで酸欠スイッチオン

ベッドにスマートフォンを持ち込んで、電気を消した暗い部屋でカチャカチャ。

スマホでしていることといえば、友だちにメールやラインを打ってみたり、その日1日のニュースを確認したり、気になるスポーツの結果を見たり、ゲームをしたり、あてもなくネットサーフィンをしてみたり……。

それでリラックスできるならまだしも、

「ネットニュースを見ていると、悲惨な事件ばかりが目に飛び込んできて息苦しくなるんです」

「ゲームに白熱して、頭がギンギンに冴えちゃいました」

という人まで！　だったら「見なきゃいいのに」「やらなければいいのに」と思いますが、本人にとっては大切な気分転換なのかも知れません。

ただ、目から入る衝撃、脳に与えるインパクトというのは、思っている以上に大きいです。

寝落ちするまで、脳をめまぐるしく動かしながら、スースー浅呼吸。思考のスイッチを切らずに、浅い眠りにつく。これでは、質の高い睡眠を得られるわけがありません。

当然、その日の疲れや緊張が抜けず、翌朝起きた瞬間から「あぁ、ダルイ」。そしてまた、ムダな力みや浅呼吸がくりかえされる。

「ベッドにスマホ」は、負のスパイラルを生む悪習慣です。

第2章

病気を流せる体に変えていく！

酸欠から抜け出す「習慣」「所作」「気づき」

CHANGE!

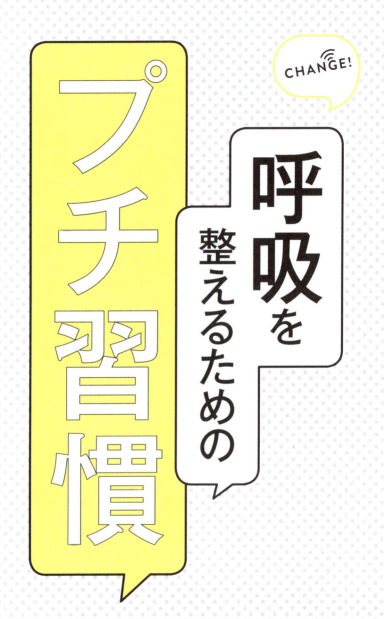

呼吸を整えるためのプチ習慣

あわてんぼうの心と体を落ち着かせるクセ作り

四六時中、心がイソイソ・ワタワタ。呼吸はつねに浅く、事あるごとに力みのスイッチが入ってしまう――2章からは、そんな万年酸欠体質から抜け出す方策をお伝えしていきます。

ここで紹介するのは、呼吸整体師である私が今も実践し続けている、心と体を落ち着かせるための6つの「習慣」です。

これらの習慣を通し、「地に足をつける」機会を1日の中にいくつか設けることで、浅く浮つきがちな呼吸をリセットすることができます。

アレコレ考えずに、まず3日間続けてみてください。

「呼吸が整っている状態」がどういうものかわかるようになり、今まで自覚することができなかったちょっとした体の力みや呼吸の乱れにも気づけるようになりますよ。

習慣を変える!

HOW TO
01

朝の1分待ち起床

朝目が覚めて、バッと布団から起き上がり、ダッとそのまま動いてしまう。そして、呼吸が乱れたままバタバタの身支度へ突入！　これは朝のスタートとしては最悪です。

朝の心と体のバタつき、呼吸の乱れの大きな原因。それは、〝1つ1つの動きを完結させること〟ができていないからです。

私はそれを回避するために、「朝の1分待ち起床」をしてから起きることにしています。

「朝の1分待ち起床」とは、目覚めたらそのまま布団の中で、ただゆっくりと自分の呼吸を1分間確認するという「内観《ないかん》の時間」を取り入れた起き方です。

呼吸が体の中心を通り、お腹の深いところまで落ちていって、「膨らむ⇕しぼむ」という動きをくりかえすのを、静かに布団の中で確認します。そうすることで驚くほど心が整い、あわただしい心と体を切り離して朝の支度が行えるようになります。

それはなぜかというと、朝、「目覚める⇓起き上がる」という2つのアクションを一連の流れで行ってしまうと、その後の動きも数珠つなぎになっていき、〝1つ1つの動きを完結させる〟ということを疎かにしてしまうから。

何事にも終止符を打つことができない人は、行ったり来たりをくりかえして朝の支度をするので、つねに時間に翻弄《ほんろう》されてしまうのです。

習慣を変える!

HOW TO
02

箸置きを使う

「あなた、食事の食べ方が汚いね」

これは呼吸の話以前に、人から指摘されたら最もショッキングな言葉の1つでしょう。

テレビやスマホを見ながらの〝ながら食べ〟、お皿をかきこむあわて食い、迷い箸や指し箸など乱暴な箸の扱い方……こういった食事マナーの乱れは呼吸の乱れと直結しています。

これら悪《あ》しき習慣は、「箸置きを使う」という方法で意識改革することができます。

1つ1つの動作を完結させ、呼吸を落ち着かせるために、

「1~2口食べたら、箸を置く」

これを、実践してみてください。

箸置きを使うメリットは、ほかにもあります。

それは「食べ過ぎ」を抑制できること。

「食事は腹八分目まで。呼吸を守れる範囲内の量でとどめる」

ということを1章でお話ししましたね。

食事中に何度も箸を置いて「一旦停止」をすることで、早食いを防ぎ、一口ずつしっかり噛みしめながら味わうことができるようになるので、満腹になるまで食べ過ぎることはなくなるはずです。簡単にはじめられて効果絶大な「箸置き」。ぜひ取り入れてみてください。

習慣を変える!

HOW TO
03

脱いだ靴を揃える

人様のお宅にお邪魔するときは、必ず玄関先で靴を揃える。これは、誰もが小さいときに親にたたきこまれている日本人としての礼節です。

がしかし、自宅の玄関では靴やブーツをポイッポイッと脱ぎ捨てて、部屋に駆け上がっていないでしょうか。

「自分の家なんだから構わないでしょ」

という声が聞こえてきそうですが、物事を完了できない習慣は、心と体が切り離せていないというサインです。行動に終止符を打てない人は、必ず呼吸を代償にして動いているのを忘れてはいけません。

「呼吸のため」「自分の健康のため」に、今日からでもお家で靴を揃える習慣をはじめてみましょう。

① 靴を脱ぐ。
② ひざをついてしゃがむ。
③ 靴の先をドアの方へ向けて揃える。

ここでのポイントも「一旦停止」です。

1つ1つの動きをキッチリ完結させる習慣をつけることが、酸欠体質から抜け出す大きなカギになります。

習慣を変える!

HOW TO 04

1日の終わりの5分間整頓

朝起きたときに、部屋がグチャグチャ、机の上にはモノが散乱、キッチンには前日に使った皿が積み重なり……。

こんな状態で「昨日の後始末」から1日がはじまると、「はぁ〜」とタメ息の1つでもつきたくなりますね。

寝る前は机や床を、何も置かれていない、落ちていないまっさらな状態に。洗った皿は拭いて食器棚にしまう。

些細なことに思えるかもしれませんが、目に見える場所をササッと整えておくだけで、翌朝の呼吸状態がグンとスムーズになります。

とはいっても、

「チリ1つないピカピカ状態に！」

と、神経を高ぶらせるほどの整理整頓は必要ありません。心と呼吸に無理を強いない範囲の短時間整頓で十分です。

また、私は「モノの散乱は、呼吸の障害」と捉えているため、なるべくモノを出さないようにしています。

極力モノが表に出ないように棚や引出しの中におさめ、さらに3カ月触らなかったものはいさぎよく処分。

だから私の家も治療院も、非常に整然としています。

「モノをきちんとおさめる」

この小さな習慣が、動作と呼吸のおさめにつながるのです。

習慣を変える!

HOW TO

05

布団に入る前のシーツ開き

布団の上に敷いたシーツのシワを、手のひらアイロンをかけるように中心から外側に向かって3回伸ばす。

これは、私と家族が布団に入る前に毎晩欠かさず行っている「シーツ開き」の習慣です。

一体何の目的で行っているかというと、

「ハイ、今日1日が終わりましたよ」

という合図を自分たちの体に送るためのもの。よく

「なんだか頭が冴えちゃって、眠りたいのに眠れない！」

ということ、ありませんか？

それは、日中の気の流れをそのまま寝床に持ち込んでしまっているときです。

その日1日のエネルギーや疲労感を体に残したまま、落ち着かない呼吸状態で布団やベッドに横になっても、なかなか眠りにつくことはできません。

そんなとき、この「シーツ開き」をしてから横たわると、不思議なことに背中も腰もピッタリと床に落ち着き、呼吸が自然に深まっていくのがわかります。

でも、そのあとベッドにスマホを持ち込んで頭をギラギラと覚醒させていたら意味がありませんよ！

習慣を変える!

HOW TO 06

入眠前に行う内観の儀式

ベッドに入ったあと、眠りにつく直前にオススメしたいのが夜に行う「内観の儀式」です。

儀式というとなんだか小難しそうなイメージですが、やってみると夜バージョンもとても簡単です。

横になって目をつぶり、自分の体の頭の先から足先まで注意を促すだけ。

頭、おでこ、鼻、あご、のど、耳の後ろから肩、肩からひじ、ひじから手首、手首から指先、鎖骨周り、胸周り、あばら周り、お腹周り、骨盤、恥骨、前のもも、ひざ、すね、足首、足の甲、足先……と頭のてっぺんから順番にトントントンと意識だけでノックしていきます。

「力を抜いて」とか「リラックスして」とかそんなことも考えません。この時間は、頭を働かせるようなことは極力避けます。ただ、静かに自分の体に注意を向けるだけ。

「自分を見つめ直す時間と機会」を定期的に作ることは、呼吸と心身の健康のためにとても大切です。

「内観の儀式」は、心を落ち着かせ呼吸を深めるだけでなく、自分自身をいたわる時間でもあるのです。

CHANGE!

呼吸を守るための所作

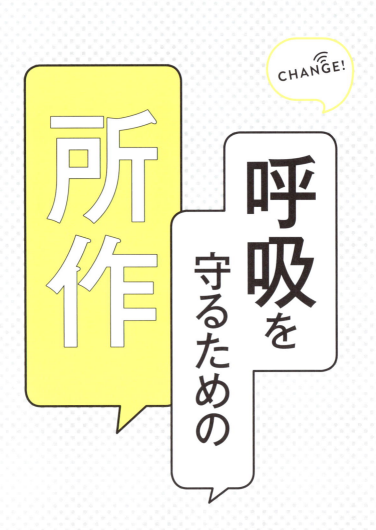

無意識レベルでできるまで体に覚え込ませよう

「呼吸が乱れれば動きが乱れる」「動きが乱れれば呼吸が乱れる」というように、「呼吸」と「動き」は切っても切り離せないイコールの関係にあります。

浅呼吸をやめるための一番の近道は、「日常の所作」を整えること。

起床する、モノを取る、歩く、座るなど、みなさんが普段とくに深く考えることなく行っている雑な所作は、浅呼吸を簡単に引き出し、不調の芽を育てます。

ここで紹介する呼吸を守るための基本の所作を、最終的には無意識レベルでもできるくらいになるまでひたすら体に覚え込ませていきましょう。

所作で守る!

HOW TO 01

起き上がりの所作

朝一番に行う「布団からの起き上がり」は、その日の呼吸と心身の状態を決めるといっても過言ではないほど重要なアクションです。動き方は、以下の通り。

① 仰向けの姿勢でひざを立て、片耳を掴む。

② 腰をねじらないように、耳を掴んだ側へゴロンと横向きに。

③ 手をグー（こぶし）にして四つん這いになり、正座をする。

④　手は腰に、お腹から上体を起こし、足指を立てる。
⑤　力を入れやすい方の足に体重をかけて、目線を上向きにしてスッと立ち上がる。
⑥　1回深呼吸する。

ポイントとなるのは、①と②にある「耳を掴む」という動作。この動きをすることで、「呼吸の通り道」がねじれるのを防止しています。

また、③にある「手をグーにする」というのも重要です。手のひらをついて体を起こそうとすると、手首からグッと力みが伝わり、肩関節をロックしてしまう可能性があります。手をこぶしの状態にして体を支えた方が、変な力みが生まれず、呼吸も止めません。次のページで図説していますので、「朝の1分待ち起床」と合わせ、体に良いクセをつけていきましょう。

POINT 布団の場合

1　ひざを立てて耳キャッチ

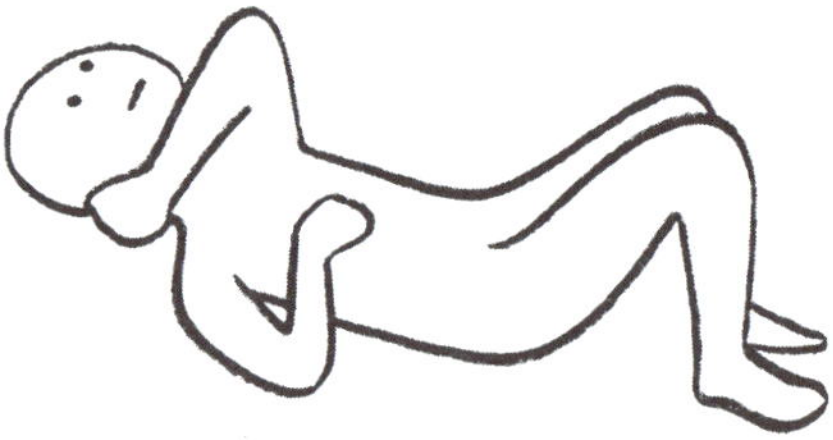

仰向けで両ひざを90度くらいに立て、起きる側の耳を反対の手で掴む。

2　ゴロンと横向き

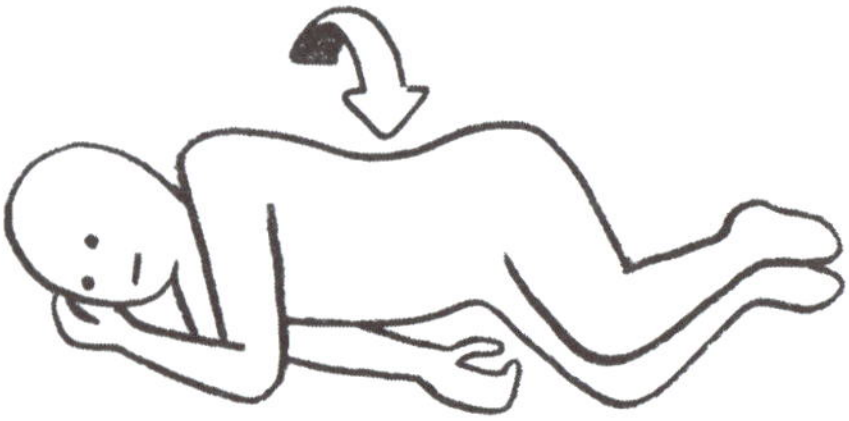

そのまま腰をひねらずに、ゆっくりゴロンと横向きになる。

3　手をグーにして四つん這い

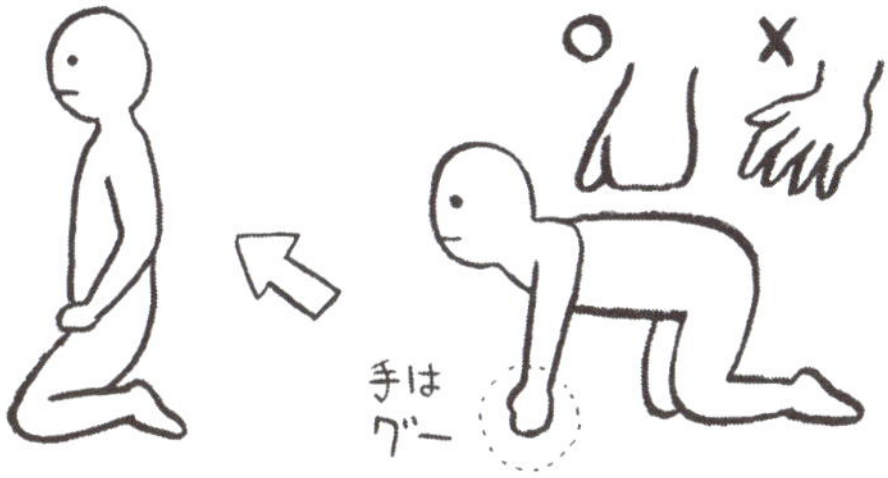

手をグーの形にして体を起こすと、パーより
ムダに力まずにすむ。

4　お腹からの上体起こし

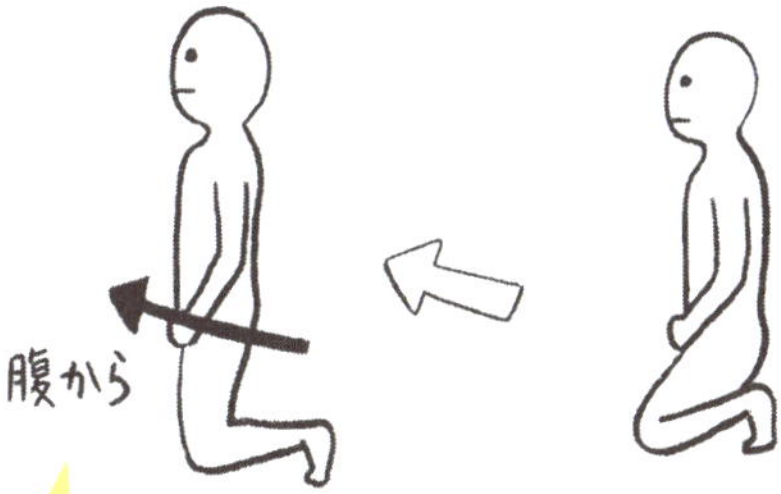

腰に両手をあててお腹から上体を起こし、足
指を立てる。

5 片足を前に出して立つ

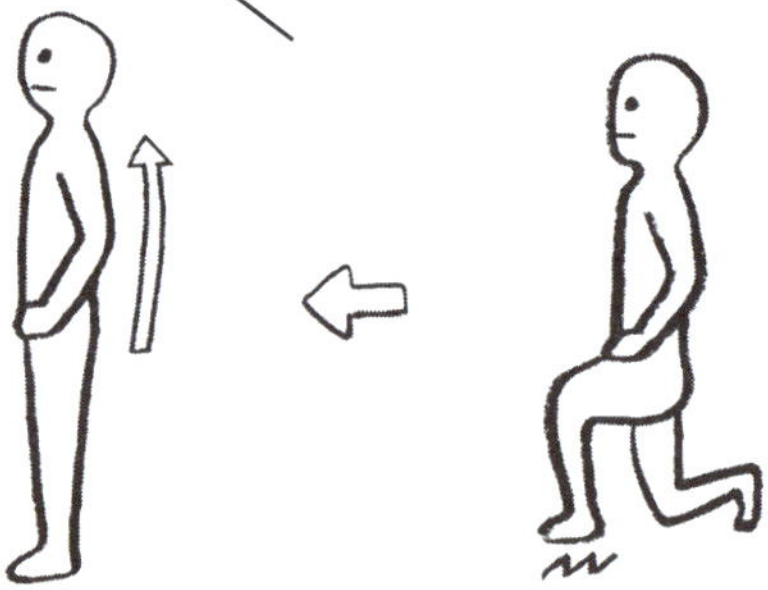

力を入れやすい方の足を前に出し、体重をかける。目線を上向きにしてスッと立ち上がる。

6 深呼吸する

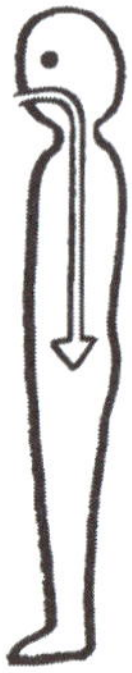

その場で１回深呼吸を行う。

①～②までは「布団の場合」と同じ。

3 足を下ろし、手をつく

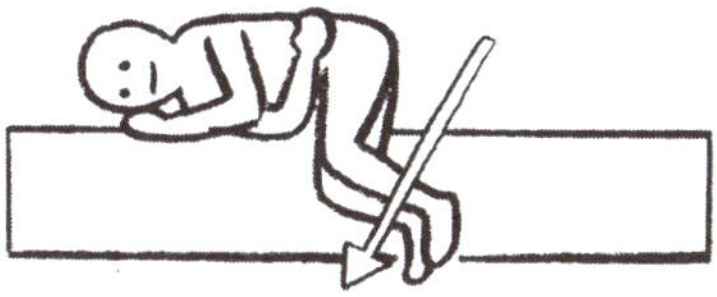

横向きになりベッドから足を下ろす。手をグーの形にして両手でおし、体を起こす。

4 両足で踏み込んで立つ

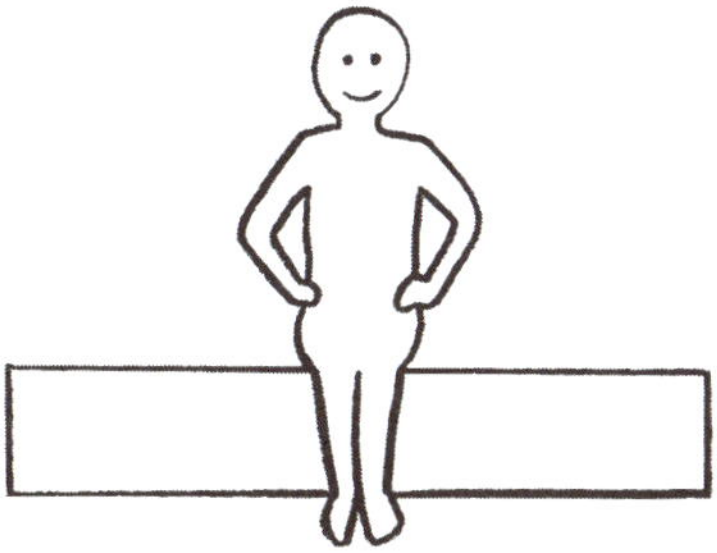

腰に手をあてて両足で踏み込んで立つ。目線は上向きに。

※1つ1つの行程に一旦停止を入れることを忘れずに!

所作で守る!

HOW TO 02

力まずモノを取る「人差し指はずし」

モノを取ったり握ったりするときの所作のチェックポイントは、ズバリ「人差し指」です。

人差し指は〝力の指〟と言われ、五指の中でも力みが入りやすい指なのです。

たとえば、テーブルの上にあるペットボトルを取ることを想定した場合、いつものように手先だけグイッと伸ばして掴もうとすると、必ず体がよじれて力みが発生します。

まず「手」で取るのではなく、「体全体」で取りに行くイメージを持ちましょう。

極力ペットボトルと体との距離をなくし、呼吸が止まらない範囲内で手を伸ばすのです。

このとき、人差し指からガッと乱暴にペットボトルを掴まず、静かに中指・薬指・小指、そして親指を添えて取るようにします。人差し指は、そっと支える程度でOKです。

手先は、力みと緊張の発信源です。中でも力みやすい人差し指をフリーにすることによって、手指や手首、ひいては腕、肩、首、全身に力みが伝わりにくくなります。

「人差し指外し」は、歯ブラシやドライヤー、メイク、カバンを持つ手、シャンプーなど、手を使う行為すべてに応用できるテクニック。ぜひ覚えておいてくださいね。

OKなモノの取り方

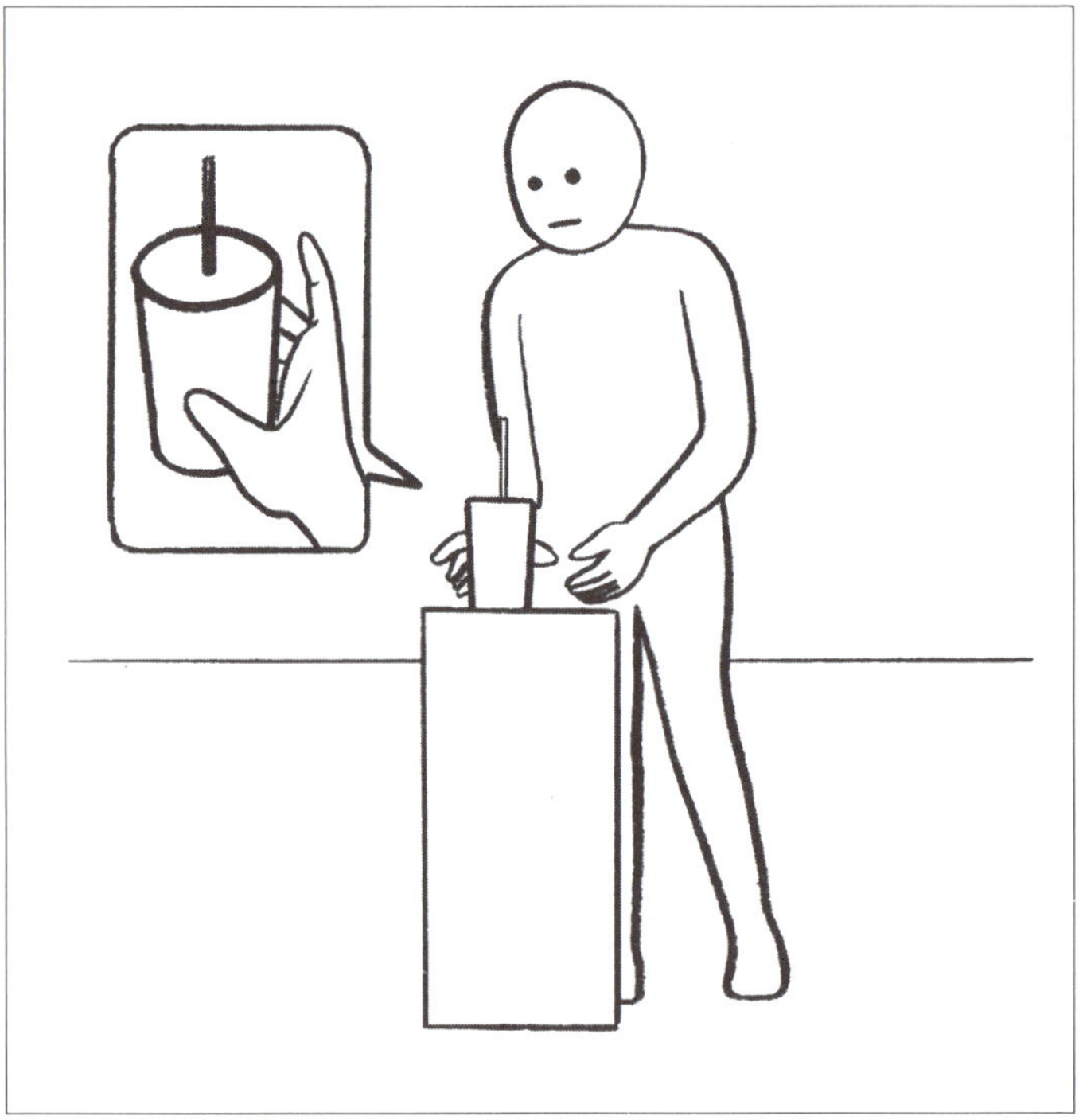

まとめ!
対象物に近づき、自分の体の前側に近い位置から取る。人差し指は支える程度に添え、中指・薬指・小指で掴み親指を添える。

NGなモノの取り方

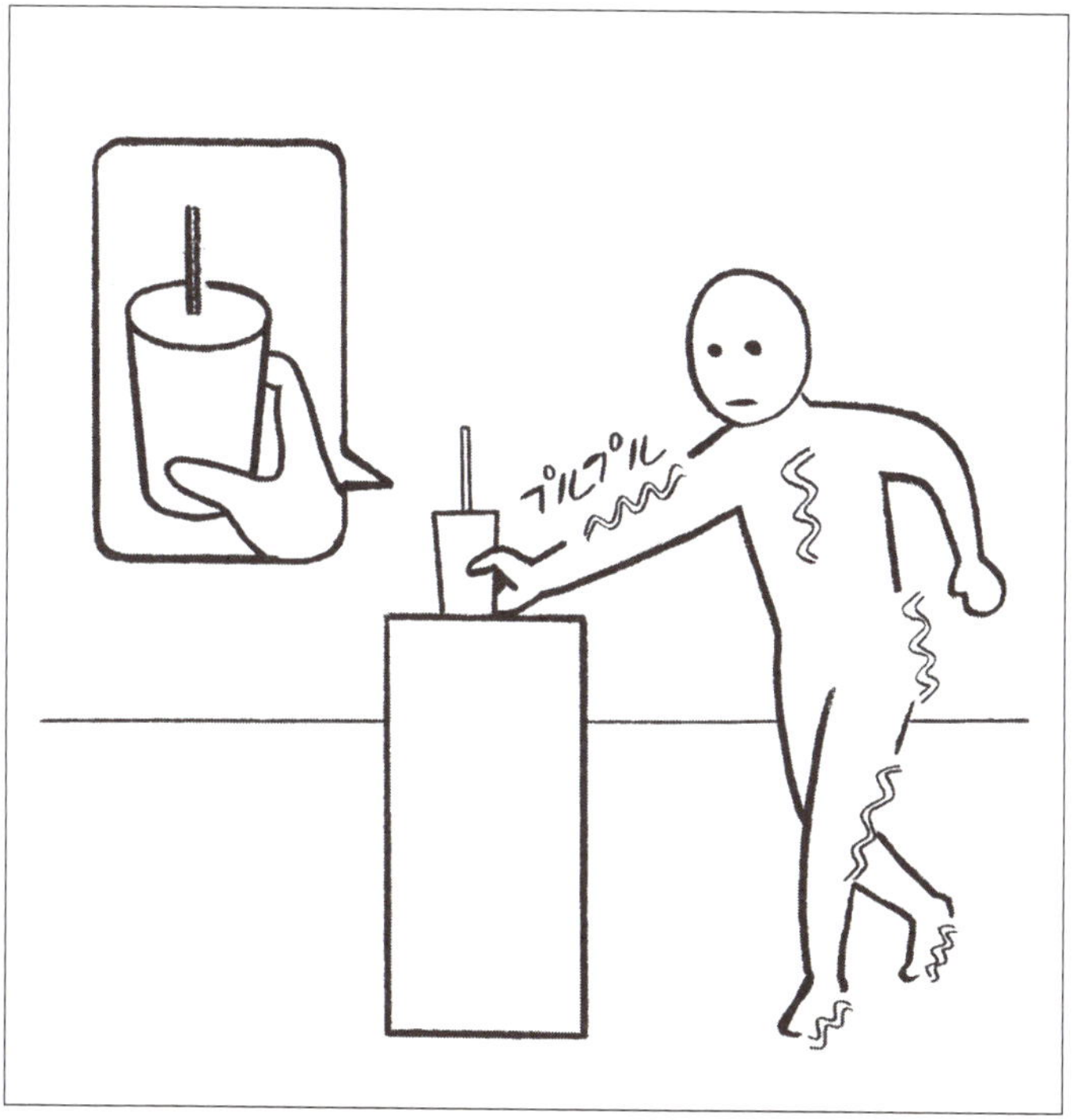

まとめ!

手先だけを伸ばすと体がよじれる。また人差し指から掴むようにして取ると、腕全体、肩、首が力んで呼吸が浅くなりやすい。

所作で守る!

HOW TO 03

呼吸に干渉しない歩き方&カバンの持ち方

1章では、「呼吸を止めやすくする大股歩きはやめてください」という話をしました。

歩くときは、100%歩幅いっぱいまで足を踏み出さず、7~8割くらいまでにセーブ。

そして、左右対称を求めないということが大事です。

そもそも、人間の体は左右対称ではありません。

右と左で役割や動き方が違うにもかかわらず、足幅や手の振り幅を意識的に揃えようとすると胴体に無理なねじれが生じ、呼吸も浅く止まりやすくなります。

基準は手足の動きではなく、あくまで〝呼吸〟です。

また、肩にカバンをかけて歩くとき、胸を張り、肩ひじを引いた状態で首をすくめ、上体を大きくゆらしながら歩いている女性がよくいます。

カバンを肩にかけて歩くときは「呼吸の通り道」である胸元に干渉させない歩き方を意識してみてください。

また、カバンを手に持つ場合も、手指を強く握らないこと。中指・薬指・小指で軽く持ち手を握って、人差し指はフリーにしておきます。親指は、軽く添えるくらいにしておきましょう。

OKな歩き方、カバンの持ち方

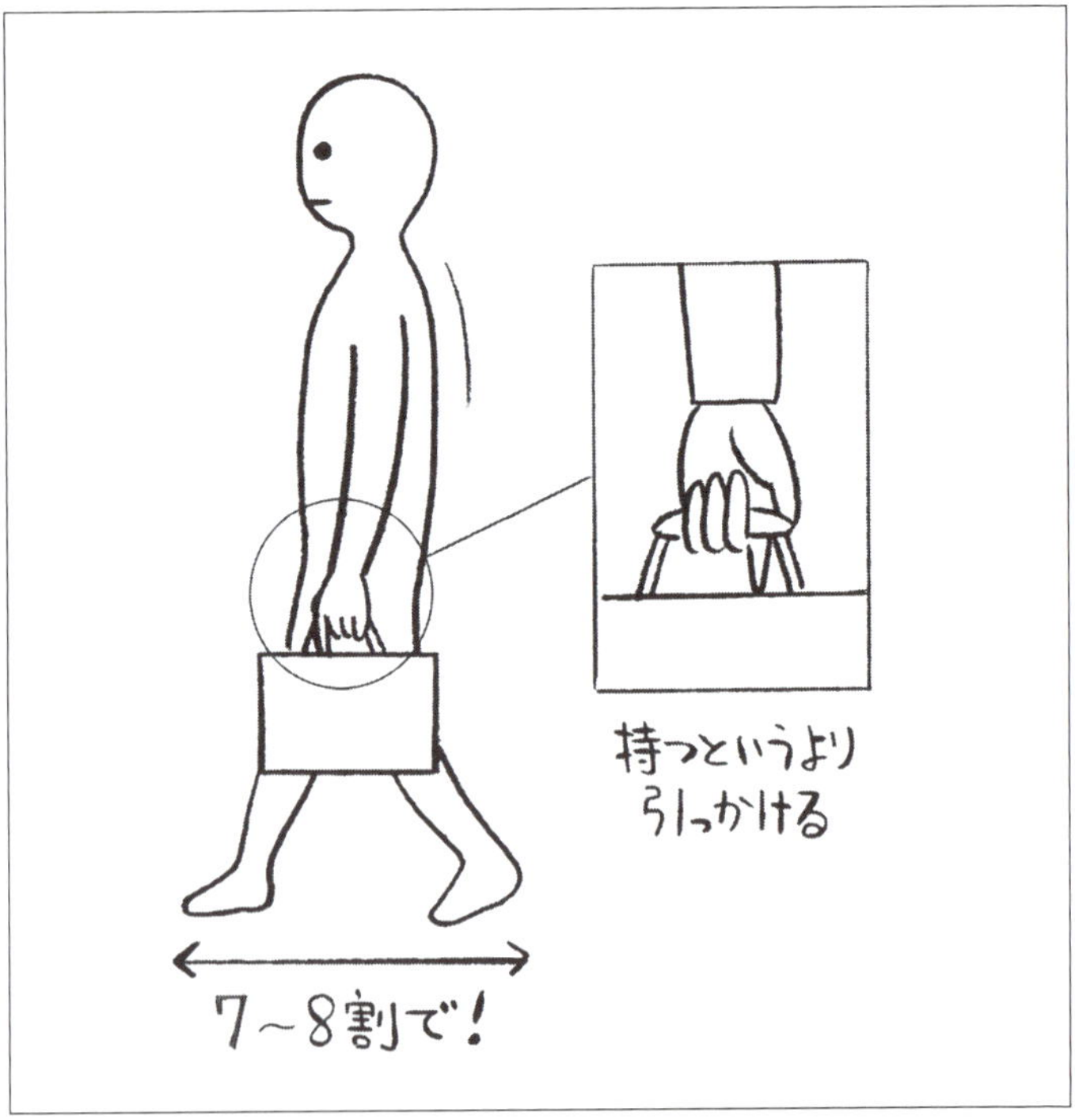

まとめ！

背中は自然な丸みをキープし、歩幅限界の7〜8割くらいで歩く。カバンを持つときは、人差し指と親指をフリーにしておく。

× NGな歩き方、カバンの持ち方

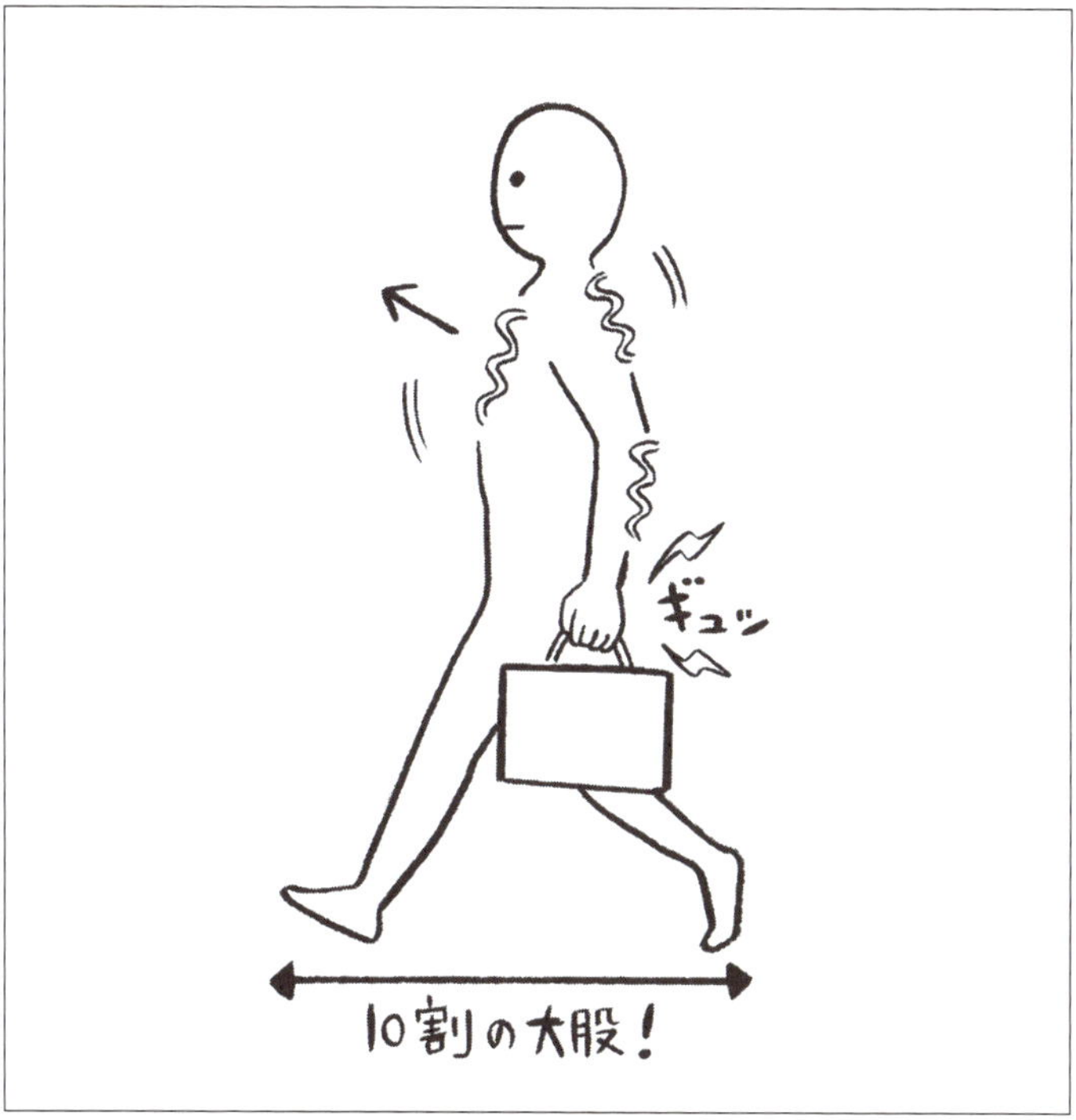

まとめ!

背中をピーンと張って歩幅いっぱいで歩いたり、手指でカバンの持ち手をギュッと握ると体が力み、呼吸が浅くなる。

所作で守る!

HOW TO 04

呼吸を守る座り方「お尻スライド」

椅子やソファの背もたれめがけて「ドスッ!」と座ると、その反動で前方へ向かおうとする体は必然的に力み、その瞬間息が「うっ!」と止まります。

椅子に座るときは、座る位置を目で確認してからお尻をスッと後ろ側に引いてみてください。

このとき、着席する最後の瞬間まで気を抜かないこと。

そして、股関節(足の付け根部分)とひざをやわらかく使うのがポイントです。


床に正座をする場合も、お尻を少し引いて静かに座ります。

あぐらの場合は、一度正座をするようにひざをついた格好からゆっくりあぐら姿勢を取ると良いでしょう。

ここで「グシャ！」とひざや足首をつぶすように折り曲げたり、「ドスン！」とお尻に衝撃を与えるような座り方をすると、「呼吸の通り道」である胴体に大きな振動と衝撃が加わるため、呼吸が止まりやすくなります。

静かにお尻を後ろへスライドするだけ。

少しの意識をプラスすることで、息止めのリスクがゼロになるのです。

OKな椅子の座り方

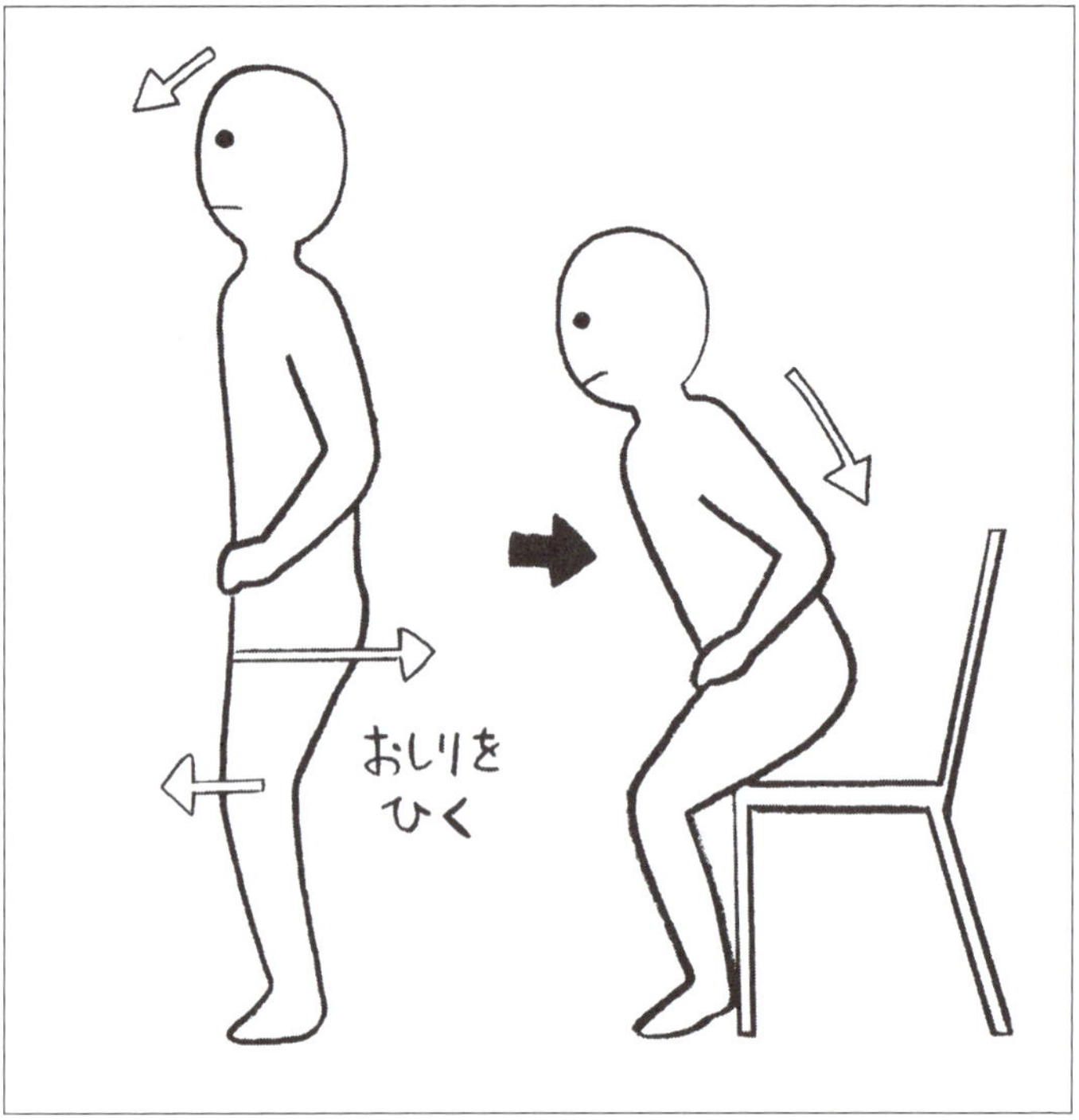

まとめ!

股関節を手で支えながら、ひざを使い、お尻を後ろにスッと引いていったら自然にお尻が椅子に当たるイメージで座る。

NGな椅子の座り方

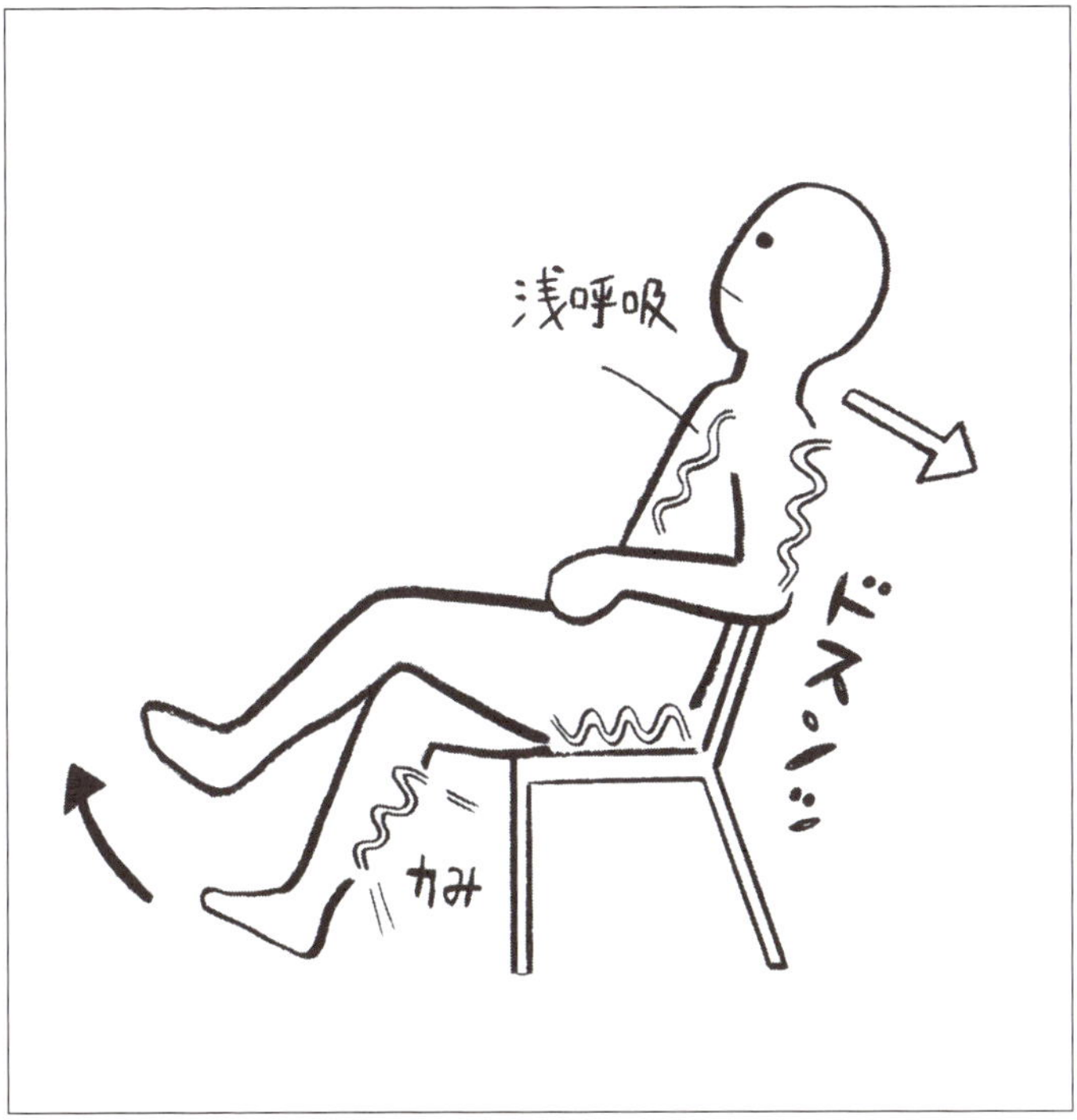

まとめ!

「ドスン」と体を背もたれに投げ出すようにして座ると、背中・腰・ふくらはぎで勢いを受けるため体が力み、呼吸が止まりやすくなる。

OKな床への座り方

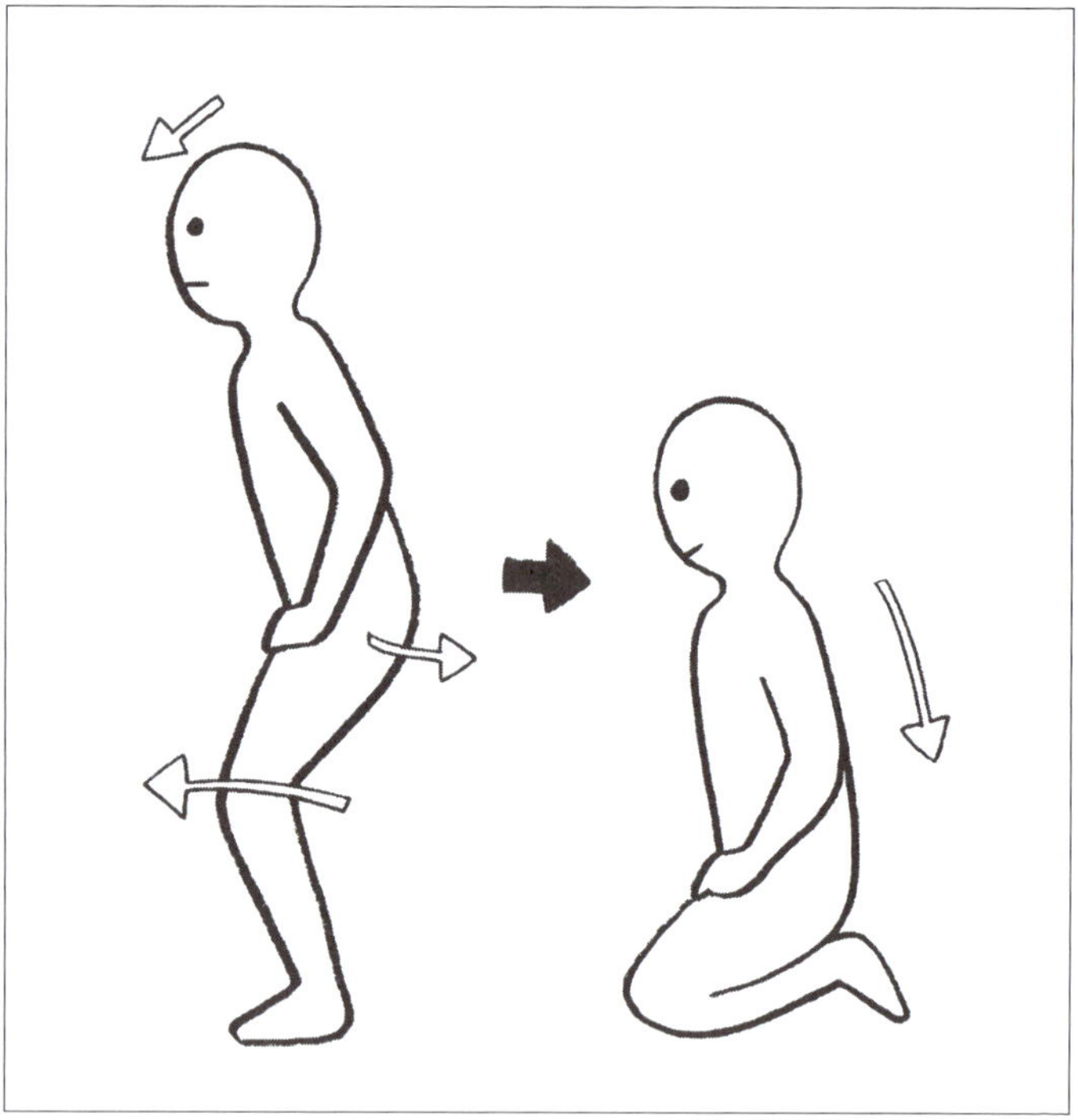

まとめ!

お尻を少し後ろに引いてから静かに座る。あぐらの場合は、正座のように床にひざをつけてからゆっくり姿勢を取る。

NGな床への座り方

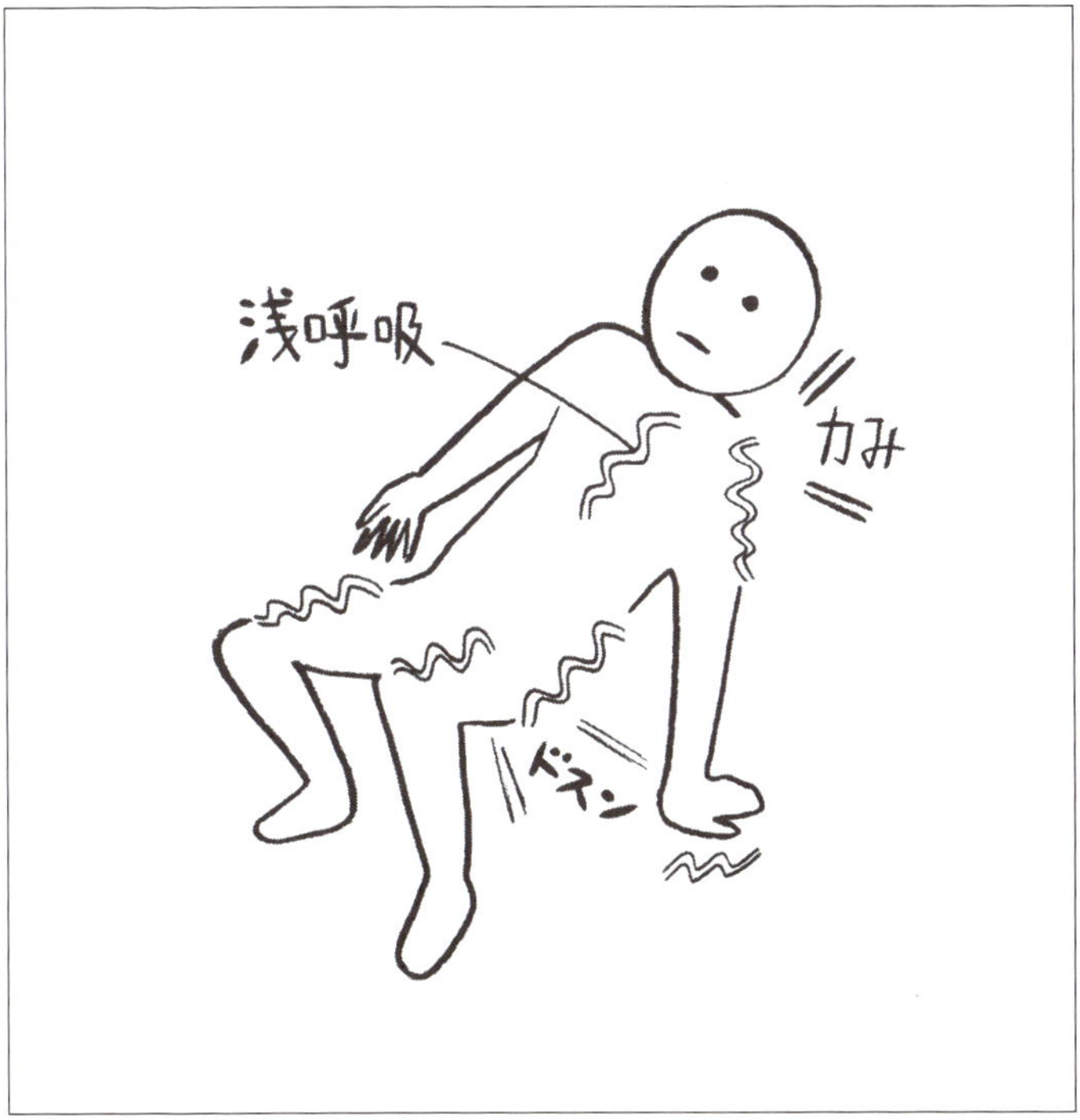

まとめ!

「グシャッ」とひざや足首を折り曲げたり、「ドスン」とお尻に衝撃を与えるようにして座ると、体が力み呼吸にダメージを与える。

CHANGE!

不調思考にハマらないための気づき

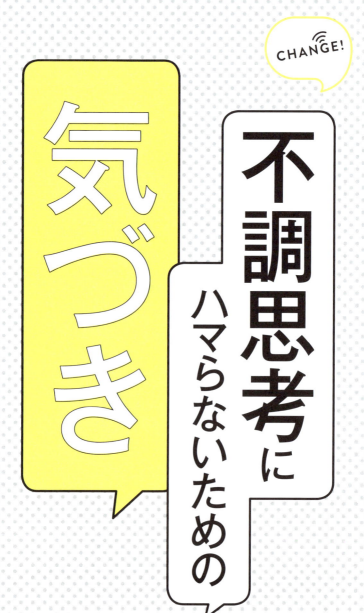

脱・不調のために必要なもう1つの視点

酸欠体質の人の多くは、1章でご紹介した浅呼吸や体の力みグセはもちろん、わざわざ自らを酸欠や不調に向かせるような特有の思考グセも持っています。

「今日から考え方を改めよ！」と言っても、人間の思考グセを変えることは至難のワザです。

変えないかわりに、いつもの思考に「もう1つの視点」を加えてみましょう。

ここでは、不調思考に陥らないための考え方のヒントを紹介しています。

新たな気づきを得ることで、体や呼吸、日常生活との向き合い方に大きな変革をもたらすことができるでしょう。

気づきを生む!

HOW TO 01

「私はプリンセス」というセルフイメージを持つ

子どものころ、女の子の間では〝お姫様ごっこ〟という遊びがありましたよね。

このときばかりは「私はプリンセスよ!」と庶民な自分を脱ぎ捨て、言葉遣いから振る舞い、所作に至るまで、身も心も高貴なお姫様の役を演じきっていませんでしたか?

じつは、所作を変える面でこの〝セルフイメージ〟は大いに役に立ちます。ここだけの話ですが、私も所作と呼吸の改革を行ったとき、いろいろな人に〝なりきり〟ました。

とはいっても、どこかの国のプリンセスではありません。伊達政宗をはじめとする日本の武士や、中国の歴史小説に登場する白圭などに。実際に見たことがないので、あくまで「イメージ」ですが……(笑)。

私はNHKの大河ドラマが大好きなのですが、立ち方、歩き方、正座の仕方、あぐらのかき方など、昔の武士の所作をマネするのにとても役立ちました。

お姫様にしろ武士にしろ、然《しか》るべき身分・立場にある人たちは、立ち居振る舞いに無駄がなく洗練されています。

彼らの颯爽《さっそう》とした動き、美しい所作は、体の余計な力みが抜けてこそ完成するもの。ぜひ、〝憧れのあの人〟になりきるところからはじめてみませんか?

気づきを生む!

HOW TO 02

時短思考をやめる

昨今、〝時短（時間短縮）思考〟がとても重宝されているように思います。

「忙しい朝時間、時短料理でパパっと！」「掃除、洗濯の時短テク！」など、「〝時間の得〟をいかにしてひねりだすか！」という雑誌やテレビの特集が山のように組まれています。

しかしながら、これを「呼吸」という観点で考えてみたとき、果たして「得」なのでしょうか？

「いち早く皿洗いを終わらせねば！」

という時短思考から焦りや苛立ちが生まれれば、とたんに体は力み、呼吸は浅くなります。

体へかかる負荷は、そのときは見えないかもしれません。

でも、5年後10年後……未来の自分の体にそのままツケがまわってくるのです。

しかも、焦って急いで息を止めて、皿洗いの時間をギュッと縮めることができたとしても1分やそこそこ……。

わずかな時間稼ぎのために、呼吸や健康に大きな代償を払う。

こんな損なことはありません。

気づきを生む!

HOW TO 03

頭で考えることをやめる

この本から健康体になるためのヒントを得て、「さあ、健康になってやるぞ!」と、呼吸や動作の改革に取り組んでいただけることはとてもうれしいことです。でも、

「はっ! 今椅子に座ろうとしたとき、お尻の筋肉が力んで呼吸も止まってた! もっと股関節をゆるませてからひざを引いて……。あ、引くのは後ろでよかったんだっけ⁉」

などと思考をグルグル働かせ続けていると、余計に体は硬直

し、今ある緊張はもっと強い緊張へ向かいやすくなります。

私が治療院で患者さんと向き合うときやヨガの講師として生徒さんの前に立つときには、まず「相手の頭を極力働かせないこと」を大事にしています。

頭の中で「どうしよう」「こうしよう」と考えるよりも、静かに自分の呼吸、息づかいを感じるところからはじめてみましょう。

思考を巡らせる前に、まずは〝感じとる〟こと。

私たちが生きる頭優位・思考優先社会が、体に緊張の連鎖を起こし、呼吸を浅くする原因を作っています。

時には、不眠不休で働く脳に休息を、息抜きを。

外へ外へと向いてしまっている思考を、自分の体に戻す機会を与えましょう。

イライラ・ざわざわがおさまる
1秒UP ▷ 30秒DOWN

わかっちゃいるけどどうにもイライラが止まらない、心のざわつきがおさまらないときってありますよね。

ここでは、そんなささくれ立ってしまった制御不能な心と呼吸をスーッと鎮める「1秒上げ、30秒下ろし」呼吸を紹介します。「戻り」という体の法則を使ったものです。

やり方は本当に簡単。

まず、椅子でもあぐらでも自分が一番ラクに取れる姿勢で座ります。そして、そのままの姿勢で両腕をスッと上げ、上げた腕を30秒以上かけて下ろしていくだけです。

ポイントは腕を下ろすときに、最後まで一定の速度で下ろすこと。これを5回くりかえすと、地に足が着き、気持ちが静かに落ち着いてくるのがわかるでしょう。

30秒 DOWN　◁◁◁　1秒 UP

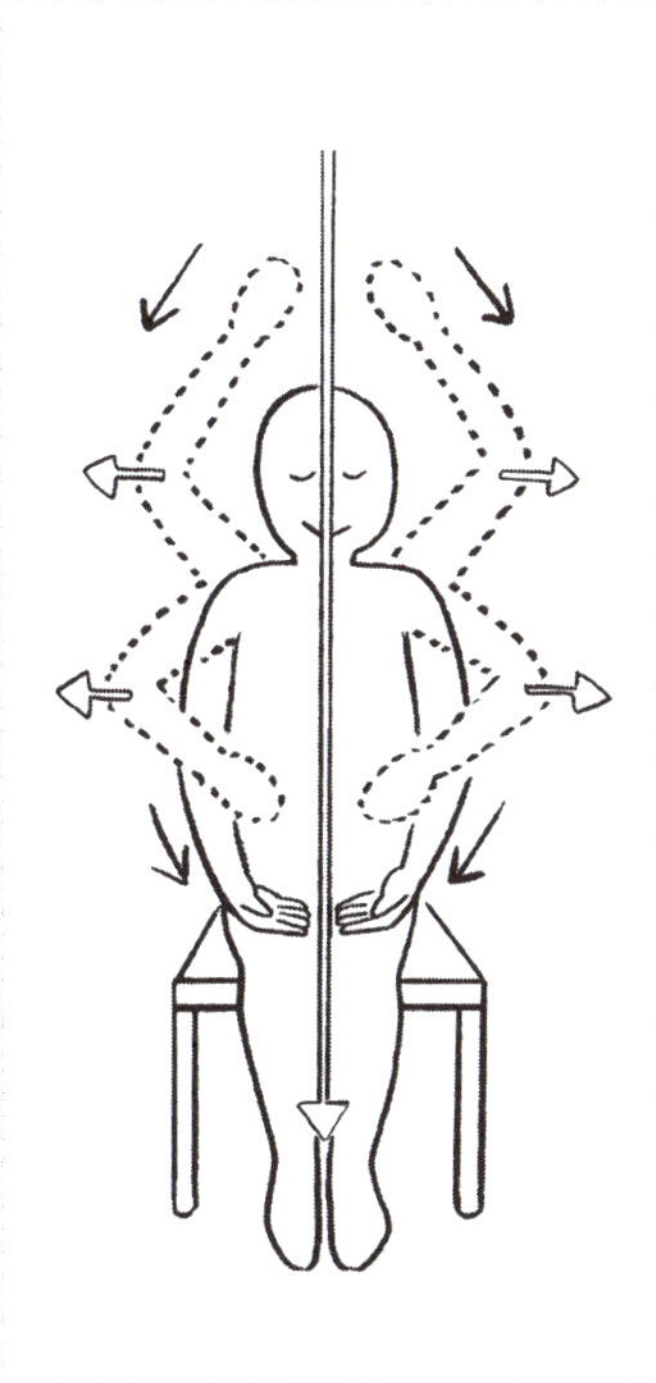

腕はひじを外に逃がすように曲げながら、手の先が中心を通るようにゆっくり下ろす。

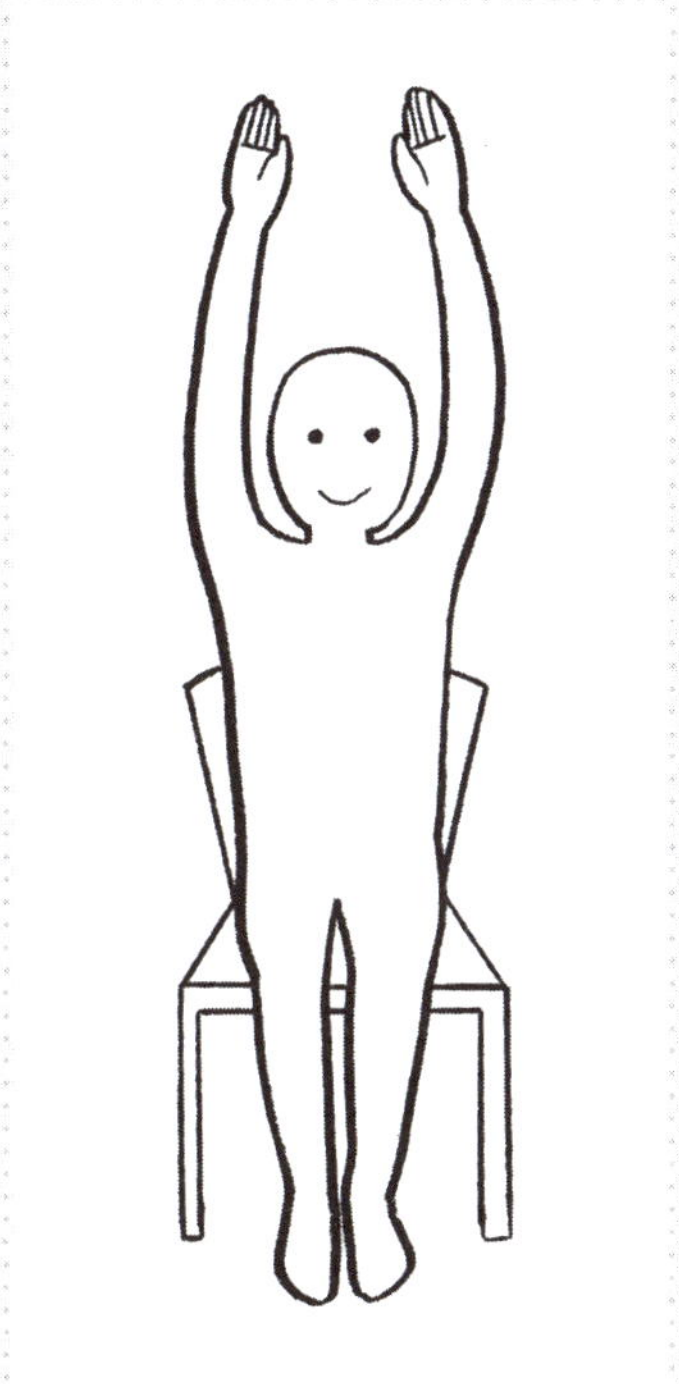

ラクな姿勢で座り、両腕をスッと上げる。

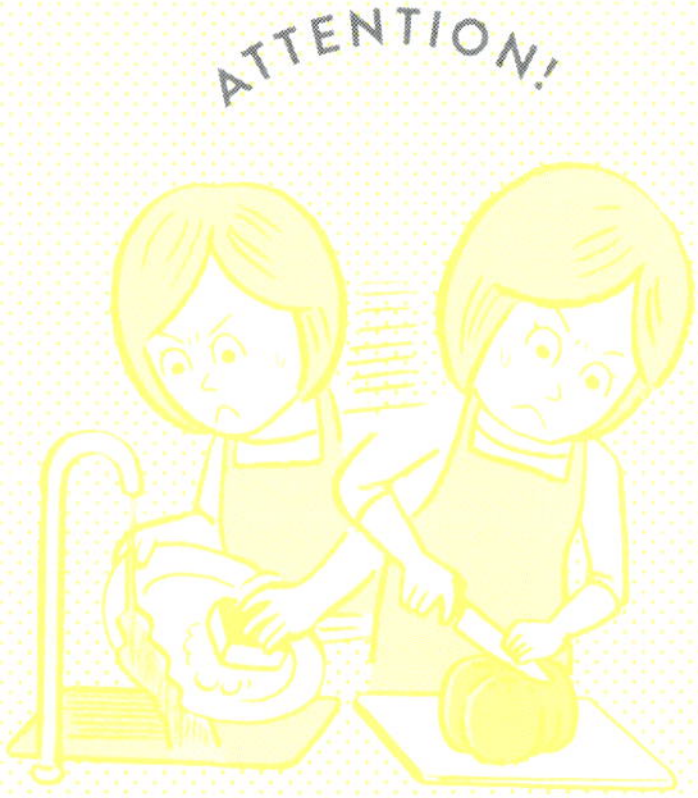
ATTENTION!

第3章

ラクを積み重ねるのが健康への近道

読むだけで浅呼吸が治る深呼吸マインド

呼吸と所作は、あなた自身をあらわす鏡

「森田先生はいつも落ち着いていて、どっしり構えていますよね。まるで大きな木みたいです」

「いつ会っても、印象が変わらないですね。子育てでイライラすることとかないんですか？」

患者さんをはじめ、子育て中のママさんなどにもよくこのようなニュアンスの言葉を頂戴します。

でも、かつての私の印象は決してこうではありませんでした。

10～20代後半まで私がたくさんの不調を抱えていたことは、

本書の「はじめに」で書かせていただきました。

今振り返ると、小学生のころから不調の芽になる心身の「力み習慣」を持っていたんだと思います。

シャンプーや歯磨きといった日常動作の力みグセはもちろん、人と会うときや話すときも。いつだって緊張が絶えませんでした。

また不調体質だったころの私は、ガサツで落ち着きがない。声が大きくてうるさい。いつも動きがバタバタと騒がしく、不注意でいろんなものを落としたり、壊したりする人間でもありました。

今、昔の私を知る人に会うと、

「あれ、あなたそんな人だったっけ？」

と言われますし、今の私を知る人に昔の私の様子を話すと

「本当に？　信じられない」

という驚きの言葉が返ってきます。

不調だったときと不調でなくなったときの自分の印象は、まるで違うようです。

呼吸と所作を整えて新しい自分に出会う

呼吸と所作。私が変えたのは、たった2つだけです。

結果、〝不調のデパート状態〟だった体はもちろんのこと、佇《たたず》まい、振る舞い、性格、人に与える印象……自分の有り様までもが大きく変わりました。

所作が整えば女性としての品が備わり、呼吸が常に安定して心が落ち着いていれば、周囲からの信頼を得やすくなります。

あなたは、今の自分が好きですか？

どんな自分だったら、もっと自分を好きになれると思いますか？
呼吸状態と所作は、現在のあなた自身をあらわす鏡。この2つを整えるだけで、なりたい自分に出会うことができるのです。

知っておくだけで
浅呼吸が治る
深呼吸マインド

「呼吸と所作が整えば、人からの信頼も得ることができる」

〝不調の土壌〟をまるごと入れ替えて体質改善

「肩がバリバリにこって岩のように重い」
「生理が来ると、毎月腰が割れるように痛い……」

今、あなたの体にズシンとのしかかっている不調の数々。

これは、これまで少しずつ積み重ねてきた浅く止まりやすい呼吸習慣や力み・緊張体質が、ある日を境に開花してしまった状態です。

しかし、その見えている〝不調の花〟を摘み取ったところで、花が育つ土壌＝「体質」そのものを入れ替えなければ何度でも不調の芽が出現し、花は咲き続けるでしょう。

多くの人は体が悪くなると、シップを貼る、ツライ箇所だけをもみほぐす、痛み止めの薬を飲むなどして、とりあえず今ある苦しみから逃れようとさまざまな手を尽くします。

でもこれらの対症療法をくりかえすという行為は、まさにここでいう、咲いてしまった〝不調の花〟を一時的に摘み取っているだけにすぎません。

自然治癒力を邪魔する酸欠状態

患部に不調の花が咲くまでには、そこに至るまでの〝原因の根〟が必ず隠れています。

腰痛1つとってみても、原因はお腹の場合もあり、足の場合もあり、また腕の場合もあるのです。

腰そのものが原因となって、痛みを発症しているケースはそう多くはありません。

さらにもっと深く掘り下げていけば、不調の原因を育んでいる土壌、つまり「呼吸」という問題に行き着きます。

あたりまえのようにくりかえしている浅い呼吸、酸欠状態が、本来人間に備わっているはずの自然治癒力、生命力を大きく妨げ、「不調体質」を作っているのです。


人は体のどこかに不都合が起こると、症状がある部分にだけ目がいきやすいです。でも目に見えている症状は、単なる現象であり結果に過ぎません。

「自分の呼吸は、今どうなっているのか?」

「これまでの呼吸はどうなっていたのか?」

今、不調を抱えている人こそ持つべき視点です。

知っておくだけで
浅呼吸が治る
深呼吸マインド

「目に見えている症状は、単なる現象であり結果に過ぎない」

体に変化を起こすための認識力

「あれ、最近疲れにくくなってる？」

「そういえば、肩こりが気にならなくなったな」

昔、私が呼吸と所作の乱れを治していったときは、こういった小さな体調の変化が2～3週間であらわれました。

体に変化を起こすために、最も大事なことがあります。

それは「認識力」です。

不調体質からいつまでも脱却できない人というのは、残念なことにこの「認識力」がとても脆弱《ぜいじゃく》です。

小さな気づきの積み重ねが体を変える

前著『深呼吸のまほう』を手に取っていただいたことをきっかけに、私の治療院へいらしたAさんという方がいます。

Aさんは、私のもとで何度か施術を受け、日常生活でも所作と呼吸にかなり注意を払うようになりました。

しかし彼女は、「全然体が変わらない」と私に言うのです。

とはいっても、以前に比べて呼吸を乱すような体勢はとらなくなっているし、体の緊張も格段に抜けやすくなってきています。

そこで私はAさんに施術をしながら、こんなやり取りをくりかえしました。

私　「今、右足の緊張が抜けているのがわかりますか？」

Aさん「よくわかりません」

私　「じゃあこう動いてみよう。力が抜けているのがわかる?」

Aさん「あっ……はい!　こう動くとわかりました」

所作を変える↓認識する↓所作を変える↓認識する。

この小さな気づきの積み重ねが、数日後、数週間後、数カ月後に、体に大きな変化をもたらします。

認識力は鍛えられていくものですが、最初はそれが乏しい不調体質の方は「認識できない、わからない」のくりかえしのため、「あ〜、つまらない」と飽きてやめてしまうことも多いです。

日常の呼吸と所作を整えていくことは、一見とても地味な作業のくりかえしのように見えますが、私の治療院ではケア以上に重要なことだとつねに患者さんにお話しししています。

1週間は168時間、起きている時間が112時間だとして、週1の治療1時間を差し引いても、111時間という時間があります。
治療の1時間と日常の111時間、どちらが重要か?
治療の1時間は、日常の111時間を変えるためのきっかけに過ぎないのです。

知っておくだけで
浅呼吸が治る
深呼吸マインド

「治療の1時間より、日常の111時間を見直していくことが大事」

「ラク」を積み重ねてみよう

先日、私の治療院での出来事。

Bさんという患者に顎の調整を行いました。

Bさんには昔から「あなた、歯の噛みしめグセがあるよ」と伝えていたのですが、本人はまったくその自覚がありません。

でも、顎の調子が良くなったとたん彼女はこう言いました。

「先生がおっしゃっていた歯の噛みしめグセが、この前やっとわかりました。手帳に字を書いているとき、無意識にギュウっとやっていたんですよ！」

健康体へ向かうまでのプロセス

このように「ラクな状態」を知ると、逆に「ラクでない状態」がわかるようになります。

そうすると人間は「ラクでないところ」「ツラいところ」にはもう戻りたくなくなるのです。

すると、「ラクでない状態」を引き起こす動き（所作）を、自然にやらなくなります。

この患者さんでいうと、「歯を噛みしめる」ことをやめました。

・体がラクな状態を知る。

↓

・ラクでない状態へ導く行為をやめる。

不調から健康へ向かうのは、このプロセスをひたすらくりかえし体験している人たちです。

Bさんのように不調の泥沼から上手く抜け出せる人がいる一方で、いつまでも抜け出せない人たちもいます。

「呼吸や所作に注意して過ごしたのに、すぐに体がツラい状態に戻ってしまった。呼吸を変えれば元気になれるなんてうそっぱちだ」と。

彼らが訴えるその考え方は、とても残念です。

ツラい状態に戻るというのは、ラクではない呼吸と所作が「体」と「日常生活」の中に染みついてしまっているということ。

「ケアをして痛みのない状態が何日続いたか？」

「治療効果はいつまで持つのか？」

という他力本願な視点のままでは、一生病や不調を断ち切ることはできません。
不調体質を克服するということは、「体がラクな状態の記憶・感覚」を自分の力で、ひたすら強く太くしていく作業なのです。

知っておくだけで
浅呼吸が治る
深呼吸マインド

「体がラクな状態の記憶・感覚をひたすら強く太くしていく」

健康への近道は、足し算ではなく引き算

「元気になるために何をしたらいいか？」

「どうすれば、体の痛みが消えるのか」

これは、私たちにとって一番大きな関心ごとです。

そのメソッド、ハウツーを知るために本や雑誌を熱心に読んだり、またはストレッチをしたりマッサージへ通ったりと、みなさんはこれまでそれなりの時間とお金の投資をしてきたことと思います。

多くの人は、「何か特別な努力をしなければ健康になれない」

と思い込んでいますが、本当はそんな必要はないんです。

呼吸ストップスイッチを押す行為をやめるだけ

不調体質から健康へ向かうまでの道のりは、至ってシンプル。

モノを持つときの力みグセ、腹部を圧迫するような無理なねじり動作、胸を張り背筋を伸ばしたピンピン姿勢、時間と闘うあわてグセ、タメ息……これら「呼吸ストップスイッチ」を押すような行為を、1つ1つやめていけばいいだけです。

「やめるだけでいいんだ」

そう考えると、フッと肩の荷がおりませんか？

私の患者さんは、

「先生、私元気になるためにもっともっとがんばります！」

と言います。

そんなとき、私からは、

「そんなにがんばらなくてもいいいんだよ。がんばらずにがんばって」

という言葉を贈っています。

勉強する、ストレッチをする、運動するというように〝回復ケア〟をプラスすることはもちろん大事ですが、呼吸を乱す・不調のリスクを背負う行為をマイナスしていくことはもっと大切です。

今あたりまえに行っている所作の「質を変えていく」ことこそが、「いつもの呼吸」の安定につながる最も大切な視点なのです。

知っておくだけで
浅呼吸が治る
深呼吸マインド

「健康になるために特別な努力は必要ない」

体の都合に耳をかたむけていますか？

疲労困憊《こんぱい》の体にムチ打って仕事に向かったり、心をボロボロにすり減らしてストレスフルな人付き合いをしたり……。

あなたは自分の体を、毎日こんなふうに虐《しいた》げてしまってはいないでしょうか？

体は寛容ですから、ある程度のところまでは無理や無茶を重ねてもあなたの都合に付き合ってくれます。

しかし、ある日それが我慢の限界まで達し「これ以上はダメ、助けて！」というＳＯＳを体が出します。

このSOSが、今あなたの体や心にあらわれている痛みや不調の数々です。

そんな体からのストップ信号を、「不都合」「やっかい」「お荷物」の一言で片付けてしまうのはどうなのでしょう。

あなたの体の声を代弁すればこうです。

（私にだって都合ってものがあるんだよ。散々痛めつけておいて、それはずいぶん身勝手じゃない？）

呼吸は体の都合を知るバロメーター

往々にして人間は、脳の力で体に無理をさせます。

「体の声をよく聞きましょう」とよく言われますが、脳の都合ばかりを押し付けるのではなく、体の都合だってきちんと聞いてあげなければなりません。

呼吸は、「体の都合」を聞くにはうってつけのバロメーターです。

「呼吸が乱れている！」「浅くなっている！」

今の呼吸状態をはかれば、体の悲鳴や危険信号を的確にキャッチすることができます。

心のどこかに、

「自分の体は〝借り物〟」

「体は死ぬまで付き合う大切な友だち」

「脳と体は別物なんだ」

という意識を忘れずに持っていてください。

互いを生かし尊重し合う。自分の体とそんな理想の関係を築けたら、あなたの不調はスッと流れ出ていくように改善されるはずです。

知っておくだけで
浅呼吸が治る
深呼吸マインド

「自分の体は借り物。死ぬまで付き合う大切な友だち」

自然治癒力がつねに働く体にスタンバイしておく

「森田先生はいつも元気ですね。体調が悪いときはないんですか？」

これもよく、人から聞かれる質問です。

私も人間です。３６５日絶好調なときばかりではありません。もちろん、日によって体が重かったり軽かったり、体調の波というものはあります。

こう言うとガッカリする人もいるかもしれませんが、この世の中に、

「未来永劫《えいごう》、不調がゼロになる」

という夢のような世界は存在しません。

健康というのは、

「健康になりました。ハイ、おしまい！」

ではなく、生涯かけて自分自身の力でコントロールしていくものなのです。

不調のボーダーラインを越えない呼吸作り

私を含め、人間誰しも「不調が起きるボーダーライン」というものを持っています。

とすれば、そのラインをいかに越えないようにするかが健康体を維持するポイントになるわけです。

不調へのボーダーラインに近づいたとしても、すぐに健康のエリアへ引き戻せる体。

それは、いつもの呼吸と所作でいかようにも作ることができるます。

人間の体の内側は、まだ科学では解明されていない未知の部分がいっぱいです。

たとえば、ボロボロになってしまった爪がよみがえったり、脱毛症で髪の毛がなかった人の頭にある日髪の毛が生えはじめたりといった摩訶《まか》不思議な現象の数々――。

これこそが、私たち人間が持つ〝自然治癒力〟の可能性です。

私たちにできるのは、この偉大な自然治癒力が24時間・365日、正常に働けるように体と呼吸を整えておくことだけです。

知っておくだけで
浅呼吸が治る
深呼吸マインド

「健康は、生涯かけて自分自身の力でコントロールしていくもの」

人生八分目ルール

「腹八分目」という言葉が昔からありますね。

腹いっぱいになるまで食べるのではなく、ほどほどの分量にとどめておく。健康に長生きをしていくために、先人たちがあみだした知恵です。

さて、あなたの人生はどうでしょう。〝適量〟を守っているでしょうか？

仕事に家事に育児に、24時間フル投球。つねに心も体も呼吸もギリギリのアップアップ状態……。

こんなふうに、何か見えない敵と闘うかのように毎日を過ごしてはいないでしょうか?

今ある体力よりも1日で使う体力が多いのだとしたら、今以上に体力を増やすか、1日に使う体力をセーブするしかありません。

本当にあたりまえのことですが、不調体質の人はこれがまったくできておらず、

・体力以上にエネルギーを消費する。

↓

・余力や回復力が低下して、体力自体も落ちていく。

こんな悪循環を毎日くりかえしています。

力の入れどころ・息の抜きどころを知る

加えて不調体質の人たちの性格的特徴を挙げると、とても真面目ながんばりやさんが多いです。

仕事、家事、子育て、人間関係、日常の所作における「力の入れどころ」「息の抜きどころ」を知らないため、すべてのことに100％、いやそれ以上のエネルギーを注ぎ込みます。

本来は2のパワーでできることまで、10の力をもって行っている。水洗トイレで例えると「小」で流れるところを、とりあえずすべて「大」で流してしまえ！　というように、無駄にエネルギーを消費してしまっている状態なのです。

また、不調体質の人はそもそも、自分にどのくらいの体力があるのかもわかっていないのが現状です。

それこそ多忙で、目が回るほど、息もつけぬほど忙しい日々であれば、そんな状況にあっても乱れない自分の所作、呼吸を作るしかありません。
自分の体力を無視するということは、たった1つしかない大切な自分の体を、使い捨てのボロ雑巾のように扱っているのと同じです。

知っておくだけで
浅呼吸が治る
深呼吸マインド

「人生何事も〝適度〟を守る」

いつもの呼吸で超健康体を手に入れた人たち

人気ドラマを数多く手掛けている著名な脚本家の方が、5〜6年前から私の治療院へ来ています。

最初は、職業病ともいえる首や腰の痛み、腱鞘炎、頭痛、不眠、むくみなども含めて〝不調のデパート状態〟の方でした。

それが今や、12時間連続の打合せが続いてもビクともしない、取材や執筆も精力的にこなす超健康体に。

結果、「あなたのような元気な脚本家は見たことがない！」と各方面からひっぱりダコ状態。

仕事もプライベートもノリに乗って、毎日イキイキと過ごされています。

すごいと思うのは、不調体質だったころよりも仕事量がどんどん増えているにもかかわらず、それをセーブすることなく会うたびに元気になっていることです。

今はどんなに忙しくても、2週間に一度のペースで来院。体の不調が改善されても、「勉強のために」と私のもとへ通い続けています。

呼吸と所作を変えるたびに新しい気づきが増える

この話からわかるように、長年苦しめられてきた不調から抜け出し元気になった人たちが、私の治療院からめでたく卒業するかと思いきや……しないのです。

脚本家の患者さんのように、逆に通う頻度が高くなったりします。彼らは口を揃えてこう言います。

「体がどんどん変わっていくのがおもしろい。呼吸と所作を整えていくたびに、どんどん新しい気づきが増えていく」

彼らは「体が治った」「治らない」「もとに戻った」「戻らない」という発想自体から、すでに抜け出しています。

体がラクになれる心地良さを知り、それを新たに更新するために呼吸と所作をまた見直していく。それを、今もひたすらくりかえしているのです。

呼吸と所作は、いわば健康をアップデートし続けるための永久不滅のアプリ。

その健康アプリは、すでにあなた自身の中に備わっているものです。

知っておくだけで
浅呼吸が治る
深呼吸マインド

「呼吸と所作は、健康をアップデートし続けるための永久不滅アプリ」

おわりに

体は、突然病気にはなりません。体の中で「病気の芽」を育ててしまうのは、〝些細な無理〟の積み重ねです

「日常が大事」という言葉は色々なところで言われています。

その日常の何がどう大事で、何がどう体に影響してしまうのか？

呼吸という視点から日常を見ていくと、私たちの日常には呼吸を浅くし、止めてしまう機会が無数に転がっていることがわかります。

1つ1つを挙げれば取るに足りないことのように思えますが、その「些細な機会」が積み重なることで、今のあなたができている

のです。

いつの世も、些細なことを甘くみる人が些細なことに泣かされる。だからこそ、些細なことをおろそかにしてはいけないという教えがあります。

体は、ある日突然病気になるわけではありません。本書で挙げた小さな無理強いの積み重ねから、病気の芽が育ち、それが開花してしまった結果、不調を感じるようになるのです。

不調を治すために本当に大切なことは、すでに開花してしまった病気にアプローチすることより、病気の芽が二度と育たない土壌をどのように作っていくかだと私は考えています。

それは、「息を止めない」という日々の小さな積み重ねに勝るものはないのです。

おわりに

健康面だけではなく、どんな世界にも共通することだと思うのですが、結果を出す人というのは「日常を大事にできる人」だと私は思います。

日本人が元々持っている些細なところに至る気遣い、ぜひそれを自分自身の心と体のためにしてあげて欲しいと願います。

本書との出会いが、自分自身の呼吸にそっと意識をかたむけ、体に優しい日常を送っていただくきっかけになれば幸いです。

最後に、『深呼吸のまほう』に続き、2冊目の出版の機会を与えてくださったワニブックスの青柳さん、吉本さん。的確な仕事をしてくれる構成の江川さんはじめ、出版に関わってくれた優秀なプロフェッショナルの方々、いつも良い刺激を与えてくれるナナデェコールの神田恵実さん、良きアドバイザーであり志を共有できるヒーラーの井上真由美さん。

そして、「呼吸」という知恵を私に授けてくれた公私共にパートナーである森田敦史と最愛の息子と家族に感謝を捧げます。

最後までお読みいただき、ありがとうございました。
みなさまの健康とご多幸をお祈りしております。

2016年1月吉日　森田愛子

STAFF

構成
江川知里

デザイン
関根僚子

イラスト
前田はんきち

カバー写真
長谷川梓

校正
玄冬書林

編集
青柳有紀
吉本光里(ワニブックス)

酸欠が治れば自然治癒力はぐんぐん上がる!
いつもの呼吸で病気を流す

著者　森田愛子

2016年2月10日　初版発行

発行者　横内正昭

発行所　株式会社ワニブックス
〒150-8482
東京都渋谷区恵比寿4-4-9
えびす大黑ビル
電話　03-5449-2711(代表)
03-5449-2716(編集部)
ワニブックスHP
http://www.wani.co.jp/
美人開花シリーズHP
http://www.bijin-kaika.com/
WANI BOOK OUT
http://www.wanibookout.com/

印刷所　凸版印刷株式会社
DTP　アレックス
製本所　ナショナル製本

ISBN 978-4-8470-9419-4